국민의 보건안전과 감염예방 관리를 위한

환자안전 예방지도사

전문가되기

노은아 저

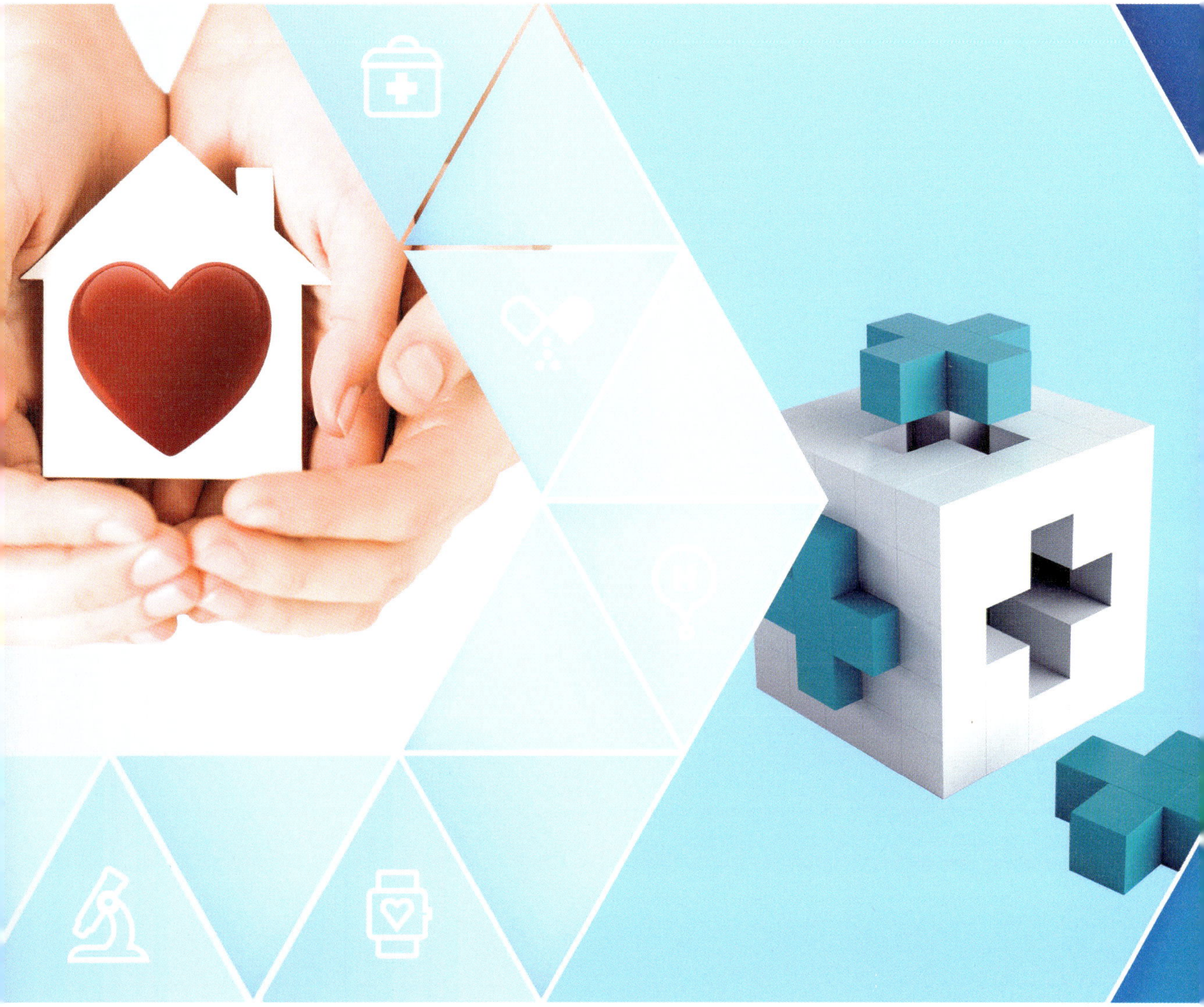

다온출판사
Daon books

머리말

100세 시대를 넘어 120세 인생을 외치는 현 시대에서는 행복한 노후와 건강을 위한 다양한 보건 의료서비스가 시행되고 있다. 또한 코로나19 상황으로 더욱 중요하게 국민의 보건안전과 감염예방 관리가 요구되고 현 시점에서 환자안전(Patient Safety)은 무엇보다 가장 우선시 되어야 한다. 보건, 의료, 복지, 사회서비스 현장에서 종사 할 준비생들뿐만 아니라 종사자들도 이에 대비하여 철저한 보건안전을 지킬 수 있는 상황에 적용 가능한 전문인으로 거듭나야 한다.

대상자는 안전을 기반한 질 높은 보건 의료서비스를 받을 권리와 안전한 보건 의료환경을 더욱 요구하고 있어 '예방(prevention)'과 '환자안전(Patient Safety)'은 가장 중요한 핵심이다.

대상자와 관리자는 신뢰를 바탕으로 의료사고의 예방을 위한 '환자안전(Patient Safety)'은 제일 중요한 보건의료환경의 약속이다. 우리에게 가장 중요한 덕목은 '사람'이다. 또한 보건의료 기관과 종사자 그리고 대상자의 안전과 권리를 관리해주고 실현시키는 방법으로 내 · 외부 고객에게 따뜻한 인성과 품격 높은 보건 의료서비스를 제공하여 의료의 질향상(Quality Improvement)을 추구해야 한다.

이에 '환자안전(Patient Safety)'과 '예방(prevention)'이라는 개념을 선 습득하고, 현장에서 능동적으로 적용 할 수 있도록 『국민의 보건안전과 감염예방 관리를 위한 환자안전 예방지도사전문가 되기』라는 본 저서를 출간하게 되었다.

보건, 의료, 복지, 사회서비스현장에서 환자안전(Patient Safety)과 질향상(Quality Improvement)을 수행할 수 있는 기본역량을 갖추어, 환자안전관리 실무활동을 적용하여 환자안전과 예방을 실천하는 올바른 보건환자안전문화를 만들어갈 수 있기를 기대한다.

끝으로 보건, 의료, 복지, 사회서비스 현장에서 보건환자안전문화를 위해 솔선수범해주신 모든 분들께 감사드립니다. 그리고 수많은 교육현장에서 팀을 이루어주시고 실무를 담당하시면서 이 책이 나오기까지 함께 심혈을 기울여 온 편집위원님들께 진심으로 깊은 감사의 마음을 전하며, 아울러 본 서적이 출판되기까지 도움을 주신 다온출판사 양봉길 대표님께 감사드립니다.

2020년

저자 노은아

목차

PART 1

환자안전예방의 개요

CHAPTER 01

환자안전예방지도사의 역할

1. 보건의료산업(Health Technology)의 변화

1) 보건의료산업(Health Technology)

(1) 보건의료산업(Health Technology)의 정의

질병의 치료와 건강의 유지 및 증진과 관련된 재화 및 서비스의 생산과 유통을 담당하는 사업이다.

(2) 관련 산업분야

① 의료서비스(Medical Service)

② 의약품산업

③ 의료기기산업

④ 건강을 증진시킬 수 있는 모든 제품과 서비스 포함

2) 보건환경의 변화 추세

(1) 시장의 변화

① 초고령사회: 고령화사회에 따른 Ubiquitous[1], POC[2]기능의 자가진단 수요 급증

---

1) 유비쿼터스(Ubiquitous)란 용어는 라틴어에서 유래한 것으로 '언제 어디서나', '동시에 존재한다'라는 뜻이다. 즉, 물이나 공기처럼 도처에 편재(在)한 자연상태를 의미한다. 유비쿼터스 개념은 지난 1988년 제록스 팰러앨토연구소(Parc)의 마크 와이저(Mark weiser)가 처음 제시 한 유비쿼터스 컴퓨팅이 그 효시다. 유비쿼터스 컴퓨팅의 목표는 모든 인공물에 컴퓨터기능을 심고, 이들이 유무선 네트워크로 연결될 수 있게 함으로써 사람 또는 기기들이 언제 어디서나 네트워크에 실시간으로 연결되어 다양한 서비스를 실현하는 것이다.

2) POC(Point–of–care) 여행지 등 이동장소에서 필요한 의료 서비스를 말한다. Point of Care(POC) 진단 시장은 검사 내용에 따라 10개 부문으로 나눌 수 있다. 혈당치 검사, 혈액가스 및 전해질 검사, 임신 및 생식능력 검사, 심장 마커 검사, 약물 및 알콜 중독 검사, 감염증 검사, 콜레스테롤 검사, 헤모글로

② 노인에 대한 보건의료서비스의 수요 급증

(2) 패러다임(Paradigm)의 변화

① 국민생활 수준의 전반적인 향상

② 질(質) 높고 고급화된 보건의료서비스 수요증가(Well－being)

③ 건강에 대한 관심 증가로 건강관리서비스 수요증가(질병치료 Cure → 건강관리 Care)

(3) 보건의료산업 경제의 국제화 요구 및 의료시장 개방

① 대기업의 의료사업 진출

a. 원격진료 추진

b. 선진 경영을 앞세워 의료시장에 진출하면서 첨단 의료기기와 설비

c. 병원 정보관리시스템 구축

d. 우수인력확보를 위한 자본투자

e. 기업의 고객중심 경영기법을 병원경영에 도입

f. 병원의 대형화, 고급화 주도

② 의료시장의 개방

WTO체제의 출범과 OECD 가입과 함께 의료시장 개방으로 글로벌 경쟁시대에 돌입

(4) OECD 보건통계로 본 한국인의 건강상태와 보건의료 이용

우리나라의 보건수준은 크게 향상되었지만, 질적인 측면에서 개선이 요구됨. 기대수명은 OECD회원국 중 가장 높은 편에 속하지만 자신의 건강상태가 양호하다고 응답한 비율은 OECD국가 중 가장 낮아 상반된 양상을 보이고 있음.

우리나라는 보건의료 인력에 비하여 의료시설이 많고, 의료이용 수준도 매우 높음. 병상수 및 장기요양병상의 급속한 증가로 평균 재원일수가 OECD 회원국에 비하여 높게 나타나고 있으며, 의사 1인당 진찰건수는 OECD 평균에 비해 2.7배 높음에도 불구하고 병원 병상당 1인간호사수는 가장 낮음.

빈 및 지혈 검사, 요화학 검사, 종양표지자 검사가 그 10개 부문이다. 2011년 138억 달러를 기록했으며, 이후 연평 균 성장률(CAGR) 3.7%로 확대되어, 2016년 165억 달러에 달할 것으로 예상된다. [출처 '세계의 Point of Care(POC) 진단 시장(Point of Care Diagnostics)' 보고서 중 발췌

따라서 질적인 측면의 건강수준 개선을 위하여 건강상태 판단에 대한 정확한 정보와 지식 제공이 필요하며, 의료인력과 시설, 의료이용 등의 적정성 평가를 기반으로 이들이 상호균형을 이룰 수 있게 하는 정책이 추진되어야 함. (출처:한국보건사회연구원 보건 · 복지 Issue & Focus 295호 2015. 10. 05)

(5) 보건의료 패러다임의 변화 추세

① 통합화
② 자동화
③ 환자중심
④ 맞춤의약
⑤ 예방중심

(6) 제도적 기반 미비

① 건강관리 서비스법 및 의료기관 간의 표준의료정보화 등 미비로 인해 본격적인 서비스산업 창출이 어려움
② 원격진료 허용을 위한 의료법 및 약사법 등 개정 추진 의료기관 정보화 추진시 표준진료서식 마련의 구축이 필요

(7) 개인정보 보호 및 보안강화

① 개인정보 보호 및 보안강화가 필수적이며, 이와 관련된 제도 마련이 요구됨
② 개인정보 수집/제공/활용 절차 마련 활용범위 규정 수립 필요

POINT 법과 제도의 개선 필요

① 원격진료 ▷ 안전강화
② 표준진료서식 마련 ▷ CP(표준진료지침 개발)
③ 개인정보보호 및 보안 강화

2. 환자안전 예방지도사의 역할

현재 '환자안전(Patient Safety)'이라는 키워드는 의료계에서 아주 중요한 이슈가 되어있다. 환자안전(Patient Safety)과 질향상(Quality Improvement)을 목표로 하는 '보건복지부인증기관'이라는 타이틀은 의료기관을 찾는 환자 및 보호자분들에게 믿고 찾을 수 있는 의료기관임을 증명한다. 이때 '인증'의 의미는 해당 의료기관이 모든 의료서비스 제공과정에서 환자의 안전보장과 적정 수준의 질을 달성하였음을 의미한다.

의료서비스의 질(Quality)은 의료기관의 주요인력인 보건인력의 질적수준에 따라 큰 영향을 받는다.

1) 환자안전 예방지도사는 환자안전(Patient Safety)과 질향상(Ouality Improvement)에 대한 선행학습을 수행한다,
2) 환자안전 예방지도사는 환자안전(Patient Safety)과 질향상(Ouality Improvement)을 실천(Action)할 수 있다.
3) 환자안전 예방지도사는 의료현장에서 환자안전관리활동을 능동적으로 수행하여 핵심인력으로 역할을 수행한다.
4) 환자안전 예방지도사는 환자안전사고에 대비한 선 지식습득과 예방으로 병원의 손실감소에 기여한다.
5) 환자안전 예방지도사는 병원&환자의 안전과 권리를 관리한다.
6) 환자안전 예방지도사는 보건, 복지, 의료, 사회서비스 현장에서 국민의 보건안전과 감염예방관리를 수행하여 보건(환자)안전 문화를 만들어 가는 전문인이다.

보건(환자)안전 예방을 위한 자아 성찰

CHAPTER 02

환자안전의 인식개선과 환자안전문화 (Patient Safety Culture)

1. 환자안전 인식개선의 필요성

환자안전의 인식은 환자안전 하부구조의 부족, 자료구축체계의 부족, 신기술의 급속한 도입과 빠른 변화에만 의존하는 병원의 문화 등을 향상이 필요하다.

1) 위험성이 높은 침습적 시술 증가하고 다양한 의료상황으로 인해 오류발생가능성이 증가되고 있음
2) 환자들의 권리 의식이 향상되어 의료과실에 대한 책임 및 보상요구가 증가되고 있음
3) 다양한 의료 환경의 변화와 의료기관 평가에서 환자안전에 대한 중요성이 증가되고 있음
4) 효과적인 환자안전 체계 구축의 방해물로는 환자안전에 대한 인식부족

2. 환자안전문화

1) 환자(患者)

병들거나 다쳐서 치료를 받아야 할 사람

2) 안전(安全)

(1) 위험이 생기거나 사고가 날 염려가 없음 또는 그런 상태
(2) 인체에 유해한 조건들을 최소화하거나 제거하려는 여러 가지 활동

3) 문화 (Culture)

(1) 자신이 있는 조직의 행동규범을 만들기 위해 그 조직의 구조 및 제어시스템과 상호작용하는 공유가치(What is important) 및 신념(How things work)

(2) 지속적인 의료 전달 프로세스로 인해 발생 가능한 환자의 피해를 최소화하기 위해 추구하는 공유 믿음과 가치에 기반 하는 개인과 조직행동의 통합 패턴

출처:Webster's Dictionary online, The European Network for Patient Safety, 2007

4) 환자안전문화(Patient Safety Culture)

(1) 정의

의료전달과정의 결과로 발생할 수 있는 환자의 피해를 최소로 하기 위한 공동의 믿음, 가치, 계속적인 탐구를 바탕으로 한 통합된 개별적이고 조직적인 행동(Kizer, 1999)

5) 환자안전문화의 개선

전체적으로 효과적인 환자안전관리가 되기 위해서는 부서 차원의 환자안전체계와 조직 차원의 환자안전체계가 유기적으로 통합되어야 한다.
병원의 고유문화와 환자안전 데이터에 근거한 명확한 환자안전 목표를 설정하고 리더십부터 의료 현장까지 일관된 목표에 따라 활동을 수행해야 한다.

6) 환자안전문화의 측정

(1) 환자안전인식도 조사

① 환자안전문제와 의료과오에 대한보고 문화나 의사소통, 환자안전

② 문화에 관한 병원리더십의 역할을 어떻게 인식하고 있는지 조사

③ 환자안전문화에 대한 이해 증진

(2) 설문항목

① 안전에 대한 전반적인 인식

② 조직학습

③ 부서 내 환자안전문화에 대한 인식
④ 부서 내 팀워크
⑤ 직원 배치
⑥ 의사소통의 개방성
⑦ 부서 상사의 태도
⑧ 병원의 환자문화에 병원경영진의 태도
⑨ 부서 간 협조체제
⑩ 전통 및 인수인계
⑪ 오류에 대한 비처벌적 반응
⑫ 환자안전사고 보고체계에 오류에 대한 피드백과 의사소통
⑬ 사건보고 빈도
⑭ 전반적인 환자안전 수준 평가
⑮ 보고한 사고 횟수

7) 환자안전인식도 조사 결과 환자안전문화를 가진 조직의 특성

① 생산성이나 효율성이 저해되더라고 안전이 가장 높은 우선순위로 배정
② 필요한 자원, 인센티브, 보상이 제공됨
③ 구성원들간 또는 조직 내에서의 솔직한 의사소통
④ 높은 생산성에도 불구하고 안전하지 않은 행위는 드물게 발생
⑤ 오류의 개방과 보고
⑥ 조직학습에 가치 부여, 개인비난 보다는 시스템의 성과향상을 위한 접근

POINT

1. 사람들이 어떻게 생각하는지가 아니고 어떻게 느끼는지를 변화시켜야 행동변화를 이끌어 낼 수 있음 – Weich and Sutcliffe, 2001
2. 환자안전문화 조성
   → 문화는 사회적으로 영향을 받고 조직내 구성원들 간 관계의 산물

3. 환자안전문화 조성

(1) 환자안전사고의 악순환

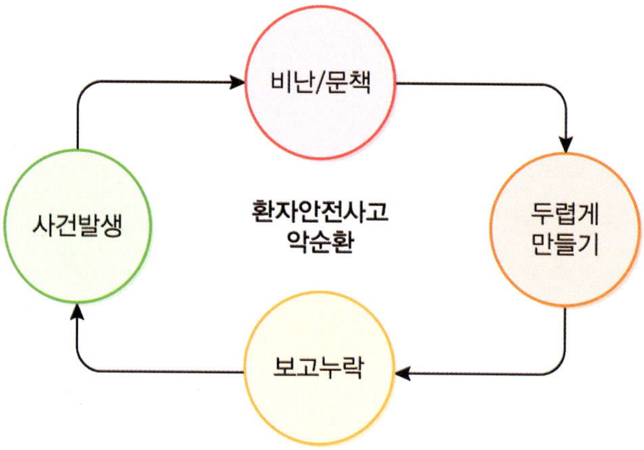

(2) 환자안전사고의 선순환의 방법(긍정적인 감정 → 비난하지 않는다)

① 누가 사건을 발견했는가? 이름이 아니라 역할
② 어떻게 사건이 발견되었는가?
③ 언제 사건이 일어났는가?
④ 사건의 종류 중 무엇이 일어났는가?
⑤ 진료과정 중 어디에서 발견되거나 일어났는가?

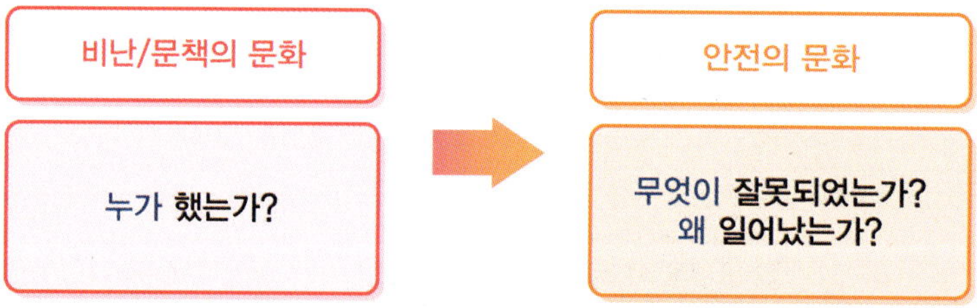

(3) 안전사고보고시스템 (예시: 익명성, 절차 간소화, 전산프로그램 운영)

① 환자안전사고 보고서 작성
② 환자안전 전산프로그램 등록
③ 보고자 직접 방문 QPS 전담자에게 보고서 제출
④ QPS 전담자 : 문제분석, 개선활동 시행

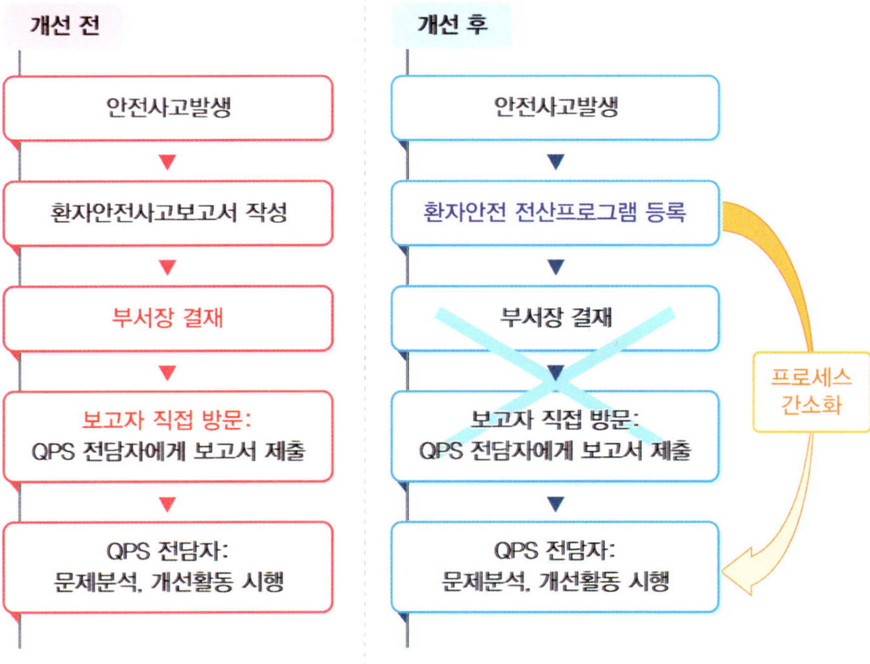

POINT

OPS 위원회(Quality Patient Safety) : 질 향상과 환자안전 위원회

NOTE

CHAPTER 03

종사자의 윤리지침

1. 정의

① 윤리: 인간이 지켜야 할 이와 같은 도덕적 원리나 덕목

② 도덕: 준칙이나 규범의 총체

③ 지침: 방법이나 방향을 인도해주는 준칙

2. 직업윤리의 중요성

① 원리: 상호 작용의 관계를 맺는 것 / 사회질서를 유지하고 발전시키는 것

② 직업윤리: 윤리를 보편적 윤리와 특수윤리로 구분하고 지켜야 할 윤리(도덕과 덕목)

→ 모든 사람들은 자기가 선택한 직업 영역에서의 직업 윤리를 성실히 실천해야 할 도덕적, 사회적 책임을 지게 된다.

3. 전문직 종사자의 직업윤리

전문직의 특성은 더 높은 수준의 윤리기준이 적용되어야 한다고 사회적으로 기대하며 정보를 전달하는 기능을 수행하는 과정에서 영향력이 증가한다.

1) 종사자의 윤리원칙

(1) 자율성 존중의 원칙

(2) 무해성의 원칙

(3) 선행(善行)의 원칙

(4) 정의의 원칙

2) 윤리지침의 목적

안전이 요구되는 대상자에 대한 정당한 권리의 보장과 함께 양질의 서비스 제공을 강화하고, 각 근무자에게는 최소한의 직업윤리의식을 고취함으로써 보다 바람직한 직장문화를 만들기 위함

(1) 윤리원칙

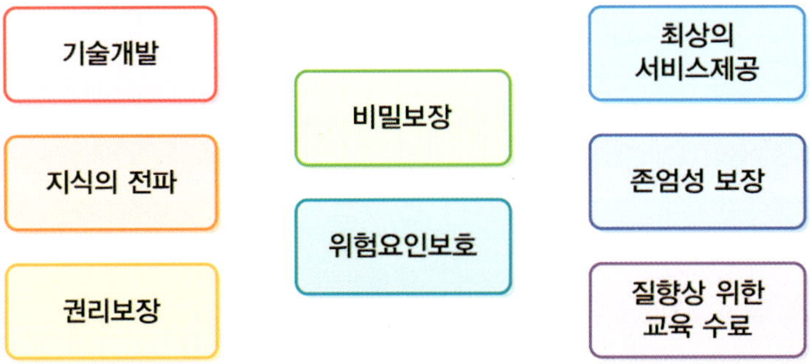

(2) 윤리원칙 실천

① 상호간의 대화와 동료 의식 함양에 노력을 한다.
② 인격을 훼손하는 언행은 하지 않도록 노력한다.
③ 복지전문직의 권익증진위해 노력한다.
④ 동료간의 전문적인 행위 촉진을 위한 협력을 한다.
⑤ 규정이나 윤리기준에 따른다.
⑥ 급여제공에 따른 문제 야기 시 대상자의 이익을 우선으로 한다.
⑦ 구성원의 비윤리적 행위는 윤리규정에 따라 조취를 취한다.
⑧ 공동의 목표를 실천하기 위해 상호간에 민주적 직무관계를 이루도록 노력한다.

NOTE

CHAPTER 04

환자의 권리와 의무

1. 환자의 권리와 의무

보건의료기본법, 환자안전법 등 관련법령에 제시되고 있으며 공시사항이 필수이다.

1) 환자의 권리

(1) 진료받을 권리

자신의 건강보호와 증진을 위하여 보건의료서비스를 받을 권리를 갖고, 성별 · 나이 · 종교 · 신분 · 국적 · 언어 · 인종 및 신체적, 정신적, 경제적 사정 등을 이유로 차별 받거나 건강에 관한 권리를 침해 받지 아니하며, 의료진은 정당한 사유 없이 진료를 거부할 수 없다.

(2) 알 권리 및 자기결정권

의료진 등으로부터 담당의료진의 전문분야, 질병상태, 치료목적, 치료계획, 치료방법, 치료예상결과 및 부작용, 퇴원계획, 진료비용, 의학적 연구대상 여부, 장기이식 및 기증 여부 등에 관하여 충분한 설명을 듣고 자세히 물어볼 수 있으며 이에 관한 동의 여부를 결정할 권리가 있다. 윤리적인 범위 내에서 특정치료 및 계획된 진료가 시작된 이후 이를 중단하거나 거절 할 수 있고 대안적 진료에 대한 설명을 듣고 결정할 수 있다.

(3) 비밀을 보호받을 권리

진료와 관련된 신체상, 건강상의 비밀과 사생활의 비밀을 침해 받지 아니하며, 의료진과 의료기관은 환자의 동의를 받거나 범죄 수사 등 법률에서 정한 경우 외에는 개인정보 공개를 포함하여 비밀을 누설, 발표할 수 없다.

(4) 상담 및 조정을 신청할 권리

환자는 의료서비스 관련 분쟁이 발생한 경우, 내부기관 또는 외부기관(한국소비자원,

한국의료분쟁조정중재원 등)에 상담 및 조정을 신청할 수 있다.

(5) 가치관이나 신념을 존중 받을 권리

문화적, 종교적 가치관이나 신념 등의 이유로 차별 받거나 권리를 침해 받지 않는다.

(6) 신체적 보호와 안정을 취할 권리

위험으로부터 보호받고 심신의 안정을 취한 권리가 있다.

출처:보건의료기본법 등.

POINT

1) 환자안전법 제5조(환자의 권리와 책무)
   ① 모든 환자는 안전한 보건의료(｢보건의료기본법｣ 제3조제1호의 보건의료를 말한다. 이하 같다)를 제공받을 권리를 가진다.
   ② 환자와 환자의 보호자는 환자안전활동에 참여하여야 한다.

2) 환자의 의무

(1) 의료진에 대한 신뢰 및 존중의 의무

자신의 건강 관련 정보를 의료진에게 정확히 알리고, 의료진의 치료 계획을 신뢰하고 존중하여야 한다.

(2) 부정한 방법으로 진료를 받지 않을 의무

진료 전에 본인의 신분을 밝혀야 하고, 다른 사람의 명의로 진료를 받는 등 거짓이나 부정한 방법으로 진료를 받지 않는다.

(3) 병원 내 관련 규정 준수 의무

병원 내 관련 규정을 준수하고 직원과 다른 환자를 존중하여야 하며, 병원과 체결된 재정적 의무를 성실히 이행하여야 한다.

출처:보건의료기본법 등.

NOTE

PART 2

환자안전예방의 개념

CHAPTER 01

환자안전

1. 안전(Safety)이란?

1) 안전이란 용어는 여러 가지 뜻으로 통용, 해석되고 있어 한마디로 축약하여 정의하기에는 무척 광범위하다.
2) 안전(安全)의 사전적 의미는 '위험이 생기거나 사고가 날 염려가 없음, 또는 그런 상태'를 의미한다.
3) 사고(事故)는 사전적으로 '뜻밖에 일어난 불행한 일, 혹은 사람에게 해를 입혔거나 말썽을 일으킨 나쁜 짓'을 의미한다. (2000, IOM)

2. 안전에 관련된 용어

1) 안전(Safety)

의료와 관련된 불필요한 위해 위험의 허용을 최소한으로 낮추는 것이다.

(2009, WHO)

2) 의료오류(Medical Error)

(1) 계획된 행동을 의도한대로 성취하지 못했거나
(2) 목표달성을 위한 계획을 잘못 수립한 경우
(3) 환자에게 위해를 입혔거나 입히지 않은 결과를 모두 포함

(2000, IOM)

3) 의료과실(Medical Mistake)

현재의 표준진료에 충실하지 못하여 환자에게 손상을 유발하는 과실

(1998, JCAHO)

4) 적신호사건(Sentinel Event)

(1) 사망 혹은 심각한 신체적이나 정신적 손상을 동반하거나 그러한 위험을 동반한 기대하지 않은 사건

(2) 비가역적 신체손상

(2005, JCAHOT)

5) 위해 사건(Adverse Event)

업무과정 누락이나 업무수행 착오로 인해 환자에게 잘못된 행위가 도달한 경우

(2005, JCAHOT)

6) 근접오류(Near Miss)

① 오류가 있었음에도 불구하고 환자에게 위해를 끼치지 않은 사건

② 환자에게 잘못된 행위가 도달하기 전에 발견되었지만 발생 시 환자에게 위해를 초래할 수 있는 시스템이나 업무과정상의 문제

(2009, WHO)

하인리히(Heinrich's Law)법칙이란?

어떤 상황이든 간에 큰 재해는 항상 사소한 것들을 방치할 때 발생함
하인리히는 대형사고 한 건이 발생하기 이전에 이와 관련있는 소형사고가 29회 발생하고, 소형사고 전에는 같은 원인에서 비롯된 사소한 징후들이 300회 나타난다는 통계적 법칙을 파악함

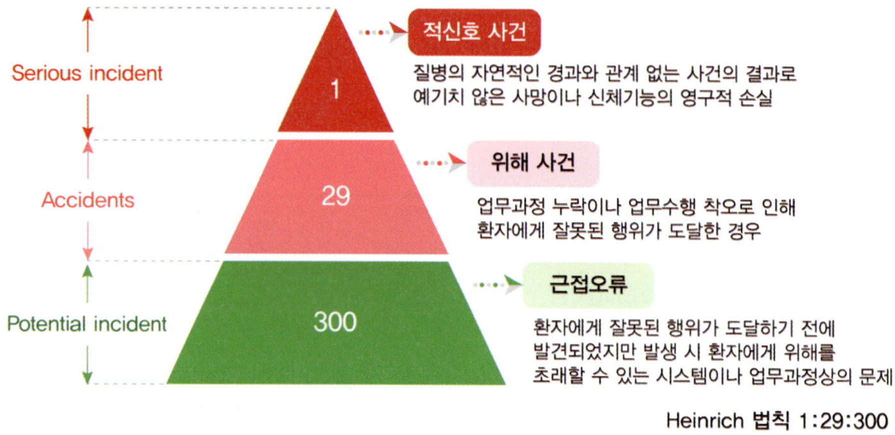

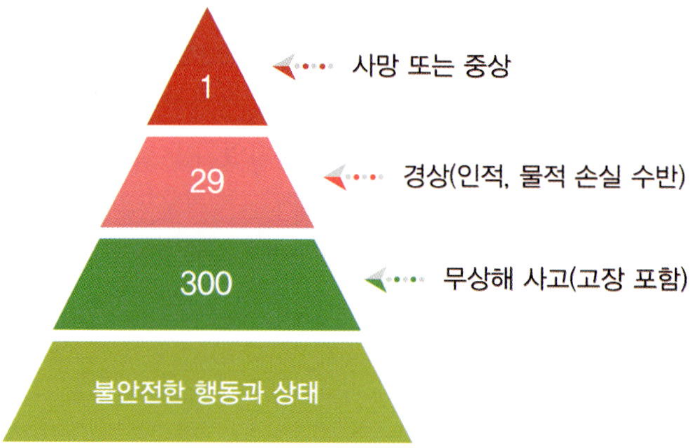
1
사망 또는 중상
29
경상(인적, 물적 손실 수반)
300
무상해 사고(고장 포함)
불안전한 행동과 상태

그림 1. 하인리히(Heinrich's Law)법칙

출처:김민주(2011). 시장의 흐름이 보이는 경제법칙101. 위즈덤하우스.

스위스 치즈모델 (The Swiss Cheese Model) -제임스 리즌(James Reason)-

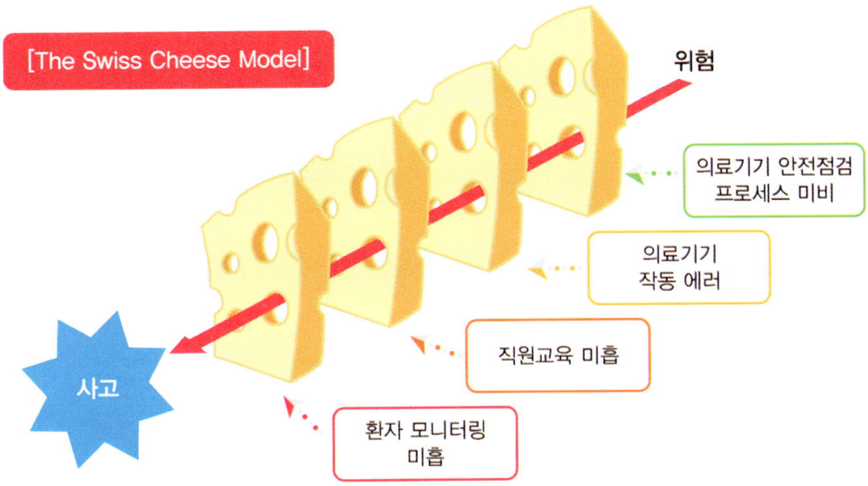

그림 2. 스위스 치즈모델 (The Swiss Cheese Model)

출처:2000, 위큰스와 홀랜즈의 인간의 정보 처리 과정

NOTE

NOTE

NOTE

3. 환자안전법 (부록 : 환자안전법 참고)

① 환자안전을 위한 법률이 우리나라 최초로 2015년 1월 28일 제정, 2016년 7월 29일 시행

② 환자안전법은 환자라는 용어가 들어간 우리나라 최초의 법으로 환자안전에 대한 체계적이고 총괄적인 관리를 위한 기본법이다.

③ 환자안전을 위하여 필요한 사항을 규정함으로써 보건의료 질 향상 및 국민건강 증진에 기여함을 목적으로 한다.

※ 종합병원 이상 전체, 200병상 이상 병원 가운데 중환자실 · 응급실을 운영하는 기관에 대해 환자안전 전담인력 배치와 환자안전위원회 설치를 의무화 예정

1) 환자안전법 핵심

① 환자안전과 종합계획 수립, 시행, 국가 환자안전위원회 설치, 환자안전관리 기준 마련 등을 통해 환자안전을 위한 국가 차원의 종합적이고 체계적인 관리가 가능하도록 했다.

② 환자안전사고는 '자율보고'를 원칙으로 하고, 고의나 중대한 과실이 아닌 경우 30일 이내 자율보고를 하면 보건의료관계법령에 따른 처분을 감면하는 제도를 도입해 감춰졌던 환자안전사고 정보의 양성화를 유도했다.

③ 환자안전사고 보고, 학습시스템 구축, 운영, 중대한 환자안전사고 의무적 주의경보 발령, 보건의료인 대산 교육프로그램 운영 등을 통해 보고된 환자안전사고 정보의 분석 및 재발방지 방안의 개발, 공유, 학습에 주안점을 두었다.

④ 보도된 환자안전사고 정보에 대해서는 비공개 및 비밀유지 의무 부과, 불리한 조치 금지, 증거능력 배제, 위반 시 형사처벌 등을 통해 강력히 보호함으로써 자율보고의 실효성을 담보했다.

⑤ 환자가 환자안전사고 예방활동에 적극적으로 참여할 수 있도록 법적, 제도적, 재정적 기반을 마련해 줌으로써 환자안전사고 예방활동의 객체에 불과했던 환자나 보호자를 주체로 우뚝 서게 했다.

2) 환자안전법 구성 부록 : 환자안전법 참고

POINT 환자안전법 핵심

제1조 목적 환자의 보호 및 의료의 질향상
제2조 정의 환자안전사고, 환자안전활동
제3조 보건의료기관의 장과 보건의료인의 책무
제4조 환자의 권리와 책무
제5조 다른 법률과의 관계
제6조 환자안전종합계획의 수립 등
제7조 국가환자안전위원회
제8조 환자안전기준 : 시설, 장비, 관리체계
제9조 보건의료인의 안전준수사항
제10조 환자안전지표
제11조 환자안전위원회
제12조 전담인력 : 정보수집, 분석, 관리, 공유

3) 환자안전법 제정배경

① 환자안전법은 일명 '종현이법'이라고도 한다.

② 백혈병 어린이의 빈크리스틴 투약오류 사망사건으로 정맥으로 주사되어야 할 항암제 '빈크리스틴'이 의료진의 실수로 척수강내로 잘못 주사되어 사망한 사건이다.

2010년 5월 19일 종현이 사망
2012년 10월 16일 동일사고
2015년 12월 28일 환자안전법 국회통과
2015년 1월 28일 환자안전법 제정
2016년 7월 29일 환자안전법 시행

Medical case. 정종현 '빈크리스틴 투약오류' 사건

종현이는 백혈병 투병중인 아홉살 어린이였다. 다행이도 종현이가 진단받은 림프구성 백혈병은 방사선치료나 조혈모세포(골식이식)없이 항암치료만으로도 완치율이 90%이상 되는 유형이었다. 2007년 4월 백혈병 진단을 받고 3년간 총 16차례의 항암치료를 받았고 17차 항암치료만 받으면 완치되는 상황이었다.

마지막 항암치료를 받는 날 어처구니 없는 사건이 발생했다.

빈크리스틴은 척수강내로 주사되면 사망에 이르게 되는 항암제로 정맥주사로 투여해야 한다. 반면 빈크리스틴과 같이 무색투명한 액체인 시타라빈은 척수강내에 주사로 투여해야하는데 의료진의 실수로 뒤바뀌어 주사된 것이다.

"약을 동시에 넣게 되어있는데 먼저 척추에 시타라빈이라는 항암제를 넣고

그다음에 정맥에 빈그리스틴이라는 약을 넣어야 되는데, 바이알로 올려서 바이알을 거꾸로 잡고 여기서 약을 빼고 인턴이 자세를 웅크려 주면 척추에 넣어주면 되는데 이것이 시간이 걸리니까 바쁘다는 이유로 주사로 올린 거에요. 원래 앞에 선임들을 이것을 다 지켰거든요. 뽑아서 넣는 걸 지켰는데 이날 주치의가 시타라빈을 주사로 올린 거에요. 그걸 두 개 꺼내놓고 바꿔 잡은 거죠. 그래서 빈크리스틴이 먼저 척추로 들어가고 남은 약을 정맥으로 넣고 그렇게 됐던 거죠."

종현이는 빈크리스틴 주사 후 몸에 마비가 일어나 5월 19일 주사 후 10일만에 사망했다.

종현이 부모는 장례를 치르고 난 뒤 '빈크리스틴'이라는 단어로 인터넷 검색을 하다. 놀라운 사실을 발견했다. 빈크리스틴 투약오류로 사망한 백혈병 어린이가 우리나라에서도 종현이 외 세명이나 더 있었고 영국, 캐나다 등 외국에서도 오래전부터 큰 사회적 이슈가 되어 상세한 투약 매뉴얼이 마련되어 있다는 사실을 알게 된 것이다. 종현이 사건 발생 이전 3건의 빈크리스틴 투약오류 사망사건들은 모두 유족과 병원이 합의를 함으로써 세상에 알려지지 않았고, 이러한 환자안전사고 정보들은 다른 병원과 공유되지 않아 빈크리스틴 투약오류 예방의 자료로 활용되지 않았다.

Medical case. 2012년 10월 16일 동일한 사건이 모 대학병원에서 발생

6차례의 항암치료로도 완치가 가능한 림프암 환자 강00환자가 2차 항암치료를 받던 중 의료진의 실수로 '빈크리스틴'이라는 항암제가 정맥이 아니라 척수강내로 잘못 들어가 13일만에 사망하는 사건 발생, 환자안전법 제정운동 시작. 빈크리스틴은 척수강내로 주사되면 사망에 이르게 되는 항암제로 정맥주사로 투여해야 한다.

"환자안전법 제정을 위한 1만명 문자 청원 운동 013-3366 5521

출처:한국환자단체 연합회 (종현군 어머니 김영희씨 인터뷰 기사인용)

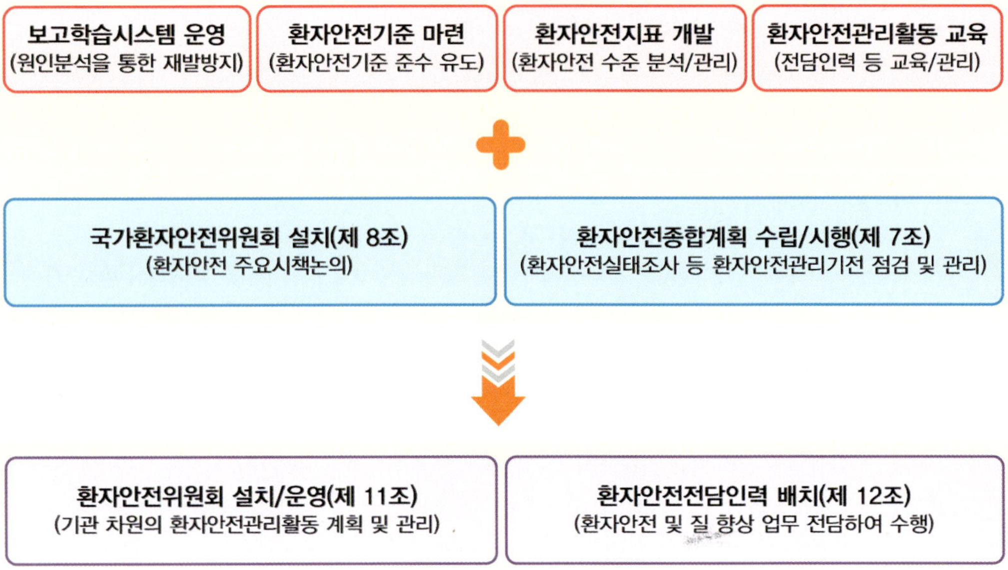

그림 3. 환자안전관리 기전

출처:환자안전보고학습시스템.

NOTE

NOTE

CHAPTER 02

인증평가의 이해

1. 의료기관인증제

1) 의료기관인증제란?

(1) 의료기관 인증의 목적

① 의료기관이 환자안전과 의료서비스의 질 향상을 위해 자발적이고 지속적인 노력을 유도, 국민이 신뢰할 수 있는 양질의 의료서비스 제공함이다.

② 인증을 받았다는 것은 의료서비스 제공과정에서 의료의 질과 환자안전에 있어 적정수준을 달성했다는 의미

(2) 의료기관 인증의 목표

(3) 인증 대상 기관: 인증 대상 기관 인증조사 및 시행

① 2011년 : 병원급 이상 의료기관을 대상으로 자율적 시행(의료법 제58조)

② 2013년 : 요양병원 정신병원 의무적으로 인증조사 실시

③ 2014년 : 치과병원, 한방병원 인증제 시행

(4) 인증 성과

① 근거에 기반 한 규정과 절차 수립

② 규정과 절차에 의한 표준화된 의료제공

③ 부서 간 의사소통 및 통합체계

④ 직원 간 의사소통과 협력체계

⑤ 잠재적 위험확인 및 예방활동

⑥ 지속적인 의료의 질향상(Quality Improvement)

2) 의료기관인증 평가기관

(1) 의료기관평가인증원(Korea Institute for Healthcare Accreditation ; KOIHA)

의료기관평가인증원(KOIHA)은 의료법 제 58조(의료기관인증)에 근거하여 보건복지부장관이 인증을 위하여 필요하다고 정한 업무를 위탁받아 수행하는 인증전담기관으로, 의료기관인증제도와 각종 평가업무를 통합 · 수행하는 기구이다.

3) 의료기관인증평가 도입배경

(1) 의료기관평가인증제 도입 배경

① 1994년: 의료보장 개혁위원회에서 처음 의료기관평가제도 도입건의

② 1995년: 의료기관서비스 평가 실시

③ 2002년: 의료법 개정(의료기관평가근거)

④ 2004년: 의료법에 의해 300병상 이상 병원에 대하여 의료기관평가 제도 실시 (한국보건산업진흥원과 대한병원협회에 의뢰)

⑤ 2010년: 의료법 개정(의료기관인증제) 의료기관의 자율적인 참여를 바탕으로 하는 인증제도로 전환

2. 인증기준의 이해

1) 인증기준

전체 4개 영역 / 13개 장 / 48개 범주 / 91개 기준 / 537개 조사 항목으로 구성

출처:의료기관평가인증원 홈페이지 참고. http://www.koiha.kr/member/kr/index.do

2) 인증기준의 해석 및 적용

(1) 등급의 의미

① **정규** : 인증등급 결정을 위한 조사항목

② **시범** : 단계적으로 정규문항에 포함될 예정인 문항

③ **필수** : 정규항목 중 인증을 위해 필수적으로 충족해야 하는 항목으로

(2) 인증 조사위원 구성

병원급 의료기관에서 중간관리자수준 또는 임상전문가로 근무 한 경험이 있는 의사, 간호사, 약사, 영양사, 의무기록사, 병원행정전문가로 구성

의료기관인증 평가기관 KOIHA

보건복지부

KOI HA

의료기관평가인증원

Korea Institute for Healthcare Accreditation

- 인증평가 관련 표기 예시-

3. 인증기준에서의 환자안전

1) 환자 안전

① 정확한 환자확인

② 안전한 처방

③ 정확한 시술 및 수술 전 확인

④ 낙상예방

⑤ 감염관리를 위한 손위생

2) 직원 안전

① 직원건강과 직원안전 관리

② 유해물질 및 유해환경 관리

③ 감염성 질환에 노출된 직원의 질환예방 및 관리

④ 직장 내 폭언 및 폭행, 성희롱, 신체적 피로 및 스트레스의 관련지침

3) 환경 안전

① 화재안전

② 의료기기 안전관리

환자 안전관리 내용

1. 정확한 환자확인/정확한 의사소통
2. 낙상위험 환자 관리 지침
3. 육체적 구속 및 안전관리 지침
4. 구두지시 수행지침
5. 투약오류의 예방 및 안전관리
6. 욕창환자 관리 지침
7. 위험관리
8. 수혈간호

출처:의료기관인증평가원(2018).

NOTE

NOTE

CHAPTER 03

의료의 질

1. 의료 질(Quality)

1) 의료 질(Quality)의 정의

"양질의 의료란 진료의 모든 과정에서 예상되는 이익과 손해의 균형을 맞춘 상태에서 환자의 복지를 가장 높은 수준으로 높일 수 있는 것으로 예상되는 의료이다." (1989, Donabedian)

"의료의 질이란 위험을 피하고, 해를 최소화하여, 의료적 이득을 최상으로 성취하는 것이다." (1990, Joint Commission)

보건의료가 갖추어야 할 이상적인 6가지 요건(IOM Institute of Medicine, 미국의학원)

1. 안전성 환자를 돕기 위해 제공된 의료가 환자에게 상해를 입히지 않도록 하는 것
2. 효과성 편익이 기대되는 환자에게 과학 지식에 근거한 의료서비스를 제공하고, 그렇지 않은 환자에게는 의료서비스 제공을 삼가는 것
3. 환자중심성 의료제공자, 환자, 환자 가족 간 동반 관계를 구축하여 의사결정 과정에서 환자의 바람, 필요, 선호가 존중되고 환자가 자신의 의료에 대해 결정하고 참여하는데 필요한 교육과 지원을 보장하는 것
4. 적시성 필요한 서비스를 불필요한 지연 없이 제공하는 것
5. 효율성 불필요한 자원의 낭비를 막는 것
6. 형평성 성별, 민족, 지리적 위치, 사회경제적 수준과 같은 개인 특성에 관계없이 동일한 수준의 의료서비스를 제공하는 것

2) 질 Quality 관리의 원칙과 전략

① 과학적인 방법(PDCA 사이클)
② 과정에 주목
③ 고객중심
④ 변이를 감소
⑤ 지속적으로 질향상(CQI : Continuous Quality Improvement)
⑥ 예방에 초점

3) 질 향상 Quality Improvement 활동 방법

질(Quality) 관리 과정은 질(Quality) 문제를 평가하고, 파악된 문제를 개선하는 두 부분으로 이루어진다. 파악된 문제는 현재의 사용가능한 자원을 가지고 가장 적절하게 얻을 수 있는 결과와 실제로 얻게 된 결과 간의 차이를 말한다. 질(Quality) 관리의 목표는 이러한 차이를 줄이는 것이다.

(1) PDCA

① 지속적인 품질개선을 위한 변화를 수행하는 과정의 모델이다.
② 1930년대 통계학자인 월터 슈하트(Walter A. Shewart)에 의해 처음 소개 데밍(Deming)이 품질관리 모델로 대중화 시켰다.
③ 2차 세계대전 이후 1950년에 데밍(Deming)이 일본에 품질 관리의 체계적 접근방법으로 소개하면서 '데밍사이클', 'PDCA 사이클'로 통한다.

PDCA (Plan-Do-Check-Act)

지속적인 품질개선을 위한 변화를 수행하는 과정으로 지속적인 개선과 학습을 위한 변화를 수행하는 과정의 수행

1. Plan : 문제정의, 개선계획, 평가척도 준비. 계획을 위한 자료수집
2. Do : 계획의 실행(실험적 실행, Try) 평가를 위한 자료수집, 해결방안을 현장에서 소규모로 테스트해본다.
3. Check : 실행자료 평가, 계획과의 차이 확인(Study)
4. Act : 차이가 크면 원인규명, 수정(Adjust) 후 다시 1단계로 차이가 적으면 계속 관찰. 또는 표준화, 교육, 전면적 실시

(2) FOCUS PDCA

미국병원협회에서 개발한 QI 활동방법으로 PDCA앞에 FOCUS를 붙여서 9단계로 만듦

1단계	Find	개선의 기회를 발견하기
2단계	Organize	프로세스를 알고 있는 사람들로 팀 조직하기
3단계	Clarify	프로세스에 대한 현재의 지식을 명확히 하기
4단계	Understand	프로세스가 변동을 일으키는 원인을 분석하기
5단계	Select	개선이 필요한 프로세스를 선택하기
6단계	Plan	과정향상을 위한 자료수집
7단계	Do	개선, 자료수집, 분석 실행
8단계	Check	자료를 통한 과정개선과 결과 점검
9단계	Act	변화를 채택 적용, 개선유지

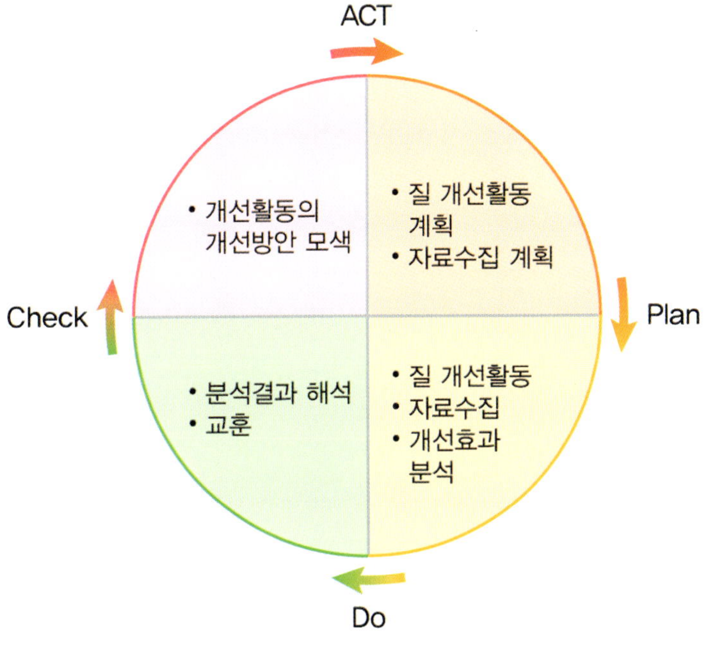

그림 4. PDCA

NOTE

NOTE

NOTE

CHAPTER 04

안전한 의사소통

안전보장활동(인증평가 필수항목 관점)의 기본사항은 의사소통을 기반으로 시행되어야 한다.

인증평가 필수항목 관점

1. 정확한 환자확인
   - **1.1.1 환자안전을 위해 정확하게 환자를 확인한다.**
   - **1.1.2 의료진은 안전사고 예방을 위해 정확하게 의사소통한다.**
2. 환자안전
   - **1.1.3 수술 시술 전 환자안전을 위해 정확하게 확인한다.**
   - 1.1.4 환자안전을 위해 낙상 예방활동을 수행한다.
   - 1.1.5 의료관련 감염을 예방하기 위해 손위생을 철저히 수행한다.
3. 직원안전
   - 1.2 직원의 건강유지와 안전을 위한 관리활동을 수행한다.
   - 1.3 화재의 위험으로부터 환자, 직원 및 방문객을 보호할 수 있는 화재안전 관리활동을 수행한다.

1. 정확한 환자확인【필수】(인증조사기준 1.1.1)

환자안전을 위해 정확하게 환자를 확인한다.

1) 조사목적

발생할 수 있는 환자확인 오류를 예방하기 위해 의료기관은 규정을 개발하여 정확하게 수행한다.

2) 조사항목 (Measurable Element, ME)

(1) 의약품 투여 전에 환자를 정확하게 확인한다.

(2) 혈액제제 투여 전에 환자를 정확하게 확인한다.

(3) 검사 시행 전에 환자를 정확하게 확인한다.

(4) 진료, 처치 및 시술 전에 환자를 정확하게 확인하다.

3) 조사기준의 이해

(1) 정확한 환자 확인에 대한 규정에는 다음의 내용을 포함한다.

환자확인 방법

① 확인과정의 환자 참여: 개방형 질문

② 최소한 두 가지 이상의 지표(Indicator) 사용 : 환자이름, 생년월일, 등록번호 등

③ 환자의 병실 호수나 위치를 알리는 지표는 환자확인 지표로 사용 불가

④ 모든 상황과 장소에서 일관된 환자확인 방법 적용

⑤ 환자가 의식이 없거나 의사표현이 어려운 경우에는 별도의 환자확인 방법 적용

환자확인이 필요한 시점

⑥ 의약품 투여 전, 혈액제제 투여전, 검사 시행 전, 진료나 처치 및 시술 전 의약품 투여 전, 혈액제제 투여 전, 검사 시행 전, 진료나 처치 및 시술 전에 두가지 이상의 지표를 사용하여 환자를 정확하게 확인한다.

(2) 정확한 환자확인 인증규정 사례

(개방형 질문) 성함이 어떻게 되세요? 등록번호가 어떻게 되세요? 입원환자 : 환자인식밴드 확인 외래환자 : 진찰권이나 진료비영수증, 전산의 등록번호와 일치하는지 확인

2. 의료진간 정확한 의사소통 수행 필수(인증조사기준 1.1.2)

의료진은 안전사고 예방을 위해 정확하게 의사소통한다.

1) 조사목적

정확한 의사소통은 안전한 진료를 위해 중요하며 그 중 구두처방, 필요시처방, 혼동하기 쉬운 부정확한 처방 등은 별도의 절차를 두어 안전하게 관리한다.

2) 조사항목 (Measurable Element, ME)

(1) 의료진의 정확한 의사소통을 위한 규정이 있다.
(2) 구두처방을 수행한다.
(3) 필요시처방 (p.r.n)의 의미를 관련 직원이 동일하게 이해한다.
(4) 필요시처방(p.r.n) 관련 절차를 수행한다.
(5) 혼동하기 쉬운 부정확한 처방 관련 절차를 수행한다.

3) 조사기준의 이해

(1) 의료진의 정확한 의사소통을 위한 규정에는 다음의 내용을 포함한다.

① 환자확인 방법(지표, Indicator) : 환자이름 생년월일, 등록번호 등 구두 또는 전화처방의 절차
② 구두 또는 전화처방은 수술 시술 및 응급상황 등과 같이 처방이 불가능한 제한된 상황에서만 수행할 것을 권고함
③ 필요시처방(p.r.n) 관련 절차
④ 혼동하기 쉬운 부정확한 처방 관련 절차

(2) 구두처방 절차는 다음을 포함한다.

① 정확한 환자 확인
② 받아 적기

③ 되읽어 확인하기

④ 처방한 지시자가 정보의 정확성 확인하기

⑤ 필요시처방 (p.r.n) 관련 절차는 다음을 포함하고, 관련 절차를 직원들이 동일하게 의사소통하고 수행한다.

⑥ 필요시처방 (p.r.n)의 목록 관리 : 처방이 가능한 의약품목록 또는 처방이 금기된 의약품목록

⑦ 필요시처방 수행을 위한 명확한 실시기준 (사유)을 기록

(3) 규정에 따라 혼동하기 쉬운 부정확한 처방의 경우 대처방안을 수립하고, 관련 직원이 동일하게 이해한다.

① 수기처방의 경우 알아볼 수 없는 글씨체

② 전자처방의 경우 처방의 의미가 명확하지 않은 상황

① 유사코드나 유사이름의 의약품 확인

4) 의료진간 정확한 의사소통 인증규정 사례

게재된 사례는 저자 병원사례를 담은 것으로 의료기관에 따라 규정이 다를 수 있음

 # 구두 또는 전화처방 절차

1. 무의식 및 의사소통이 불가능한 환자의 환자 확인 방법은 무엇입니까?
   > 응급 상황 시, 수술 중, 전산장애 발생 시, 외부에 있어 처방을 작성하거나 전산으로 입력할 수 없는 경우

2. 구두 또는 전화 처방 절차는 어떻게 됩니까?
   - 1단계 : 정확한 환자 확인 (환자 / 등록번호 또는 생년월일 진단명이나
   - 2단계 : 받아 적기(Write-down)
   - 3단계 : 되 읽어 확인하기(Read-back)
   - 4단계 : 처방 의사가 정보의 정확성 확인하기(Confirm)
     > 의사는 24시간 이내에 처방을 입력(주말/공휴일은 익일에 시행)
     > 응급상황 또는 수술 등 받아 적을 수 없는 상황에서는 구두처방을 반복해서 복창(Read-back)으로 확인(Confirm)하고 의료행위를 수행하고 응급상황이 종료되면 처방을 낸 사람은 24시간 이내에 전산입력한다.

3. 구두 또는 전화처방 불가항목 : 의료기관 규정에 의함
   > 예 항암제, 혈액제제, 고농축 전해질(Nacl, KCL), Heparin, 마약 등

 # 필요시 처방 (p.r.n) 관련 절차

4. 필요시 처방(p.r.n)이란?
   > prn은(pro re nata) '필요시마다'의 뜻으로 p.r.n처방은 정규 처방이외에 임상적 적용 사유가 발생할 경우 추가적으로 시행 하도록 하는 예비 처방

5. 필요시 처방(p.r.n)은 어떻게 관리하고 있습니까?
   > p.r.n처방 목록은 년 1회 약사위원회에서 검토하여 승인
   > 약사위원회된 승인된 p.r.n처방 목록 범위 내 에서만 처방 가능합니다.
   > p.r.n처방 신청은 의사가 약제과에 신청하고 약사위원회에서 검토 승인 후 사용 가능
   > p.r.n처방 목록은 관련 직원 공유(목록 비치)
   > p.r.n처방 금기약물 목록을 관리: 의료기관 규정에 의함
   예 고농축전해질, 항암제, 백신, 항응고제, 면역억제제, 혈액 및 혈액제제, 임상시험약제 등

6. 필요시 처방의 의미를 동일하게 알기 위하여 어떻게 관리하고 있습니까? > p.r.n처방 목록은 전산에 처방목록이 등록되어 있고, 투여 적응증, 약품명, 1회 용량, 1일 최대 횟수, 투여 경로, 투여 간격이 명시되어 있고, 허용 외 약은 처방 할 수 없습니다. 예) 38.5˚C 이상 시 Tylenol 1T, 1시간 간격, 최대 3회

 # 혼동하기 쉬운 부정확한 확인 절차

1. 전자처방의 경우 처방의 의미가 명확하지 않은 경우 대처방안
   > 처방의사에게 질문하여 확인
   > 처방의와 연락 불가능할 때 임상과 의사에게 확인 > 위의 방법이 불가능할 때는 상급자나 담당과장에게 확인

2. 유사코드, 유사발음. 다 함량의 의약품의 확인
   > 처방 시 팝업창으로 재확인
   > 약품이름의 Critical point를 변형 (예 DOBUTamin, DOPAmin)
   > 약품이름의 글자 색상을 변경
   > 혼동하기 쉬운 유사코드(C), 유사발음(P), 동일성분 다 함량, 의약품 재확인

출처:의료기관인증평가원(2018).

3. 수술 시술의 정확한 수행【필수】(인증조사기준 1.1.3)

수술/시술 전 환자안전을 위해 정확하게 확인한다.

1) 조사목적

의료기관은 수술이나 치료/ 검사 목적의 침습적 시술 전 잘못된 확인과정, 팀원 간의 비효과적인 의사소통, 환자참여 부족 등으로 발생할 수 있는 잘못된 수술 시술명, 수술 시술부위, 다른 환자에 대한 수술 시술을 예방하기 위해 규정을 개발하여 올바르게 수행하여야 한다.

2) 조사항목 (Measurable Element, ME)

정확한 환자확인, 정확한 수술 시술명, 수술 시술부위 확인을 위한 규정이 있다.

(1) 수술 시술부위 표시에 환자가 참여한다.

(2) 수술 시술부위를 표시한다.

(3) 수술시술 전 확인을 수행한다.

(4) 수술 시술 시작 직전, 수술 시술 팀원 간에 정확한 환자, 부위, 수술 시술 확인 절차를 수행한다.

2) 조사기준의 이해

(1) 정확한 수술 시술명, 정확한 환자확인, 정확한 수술 시술부위 확인을 위한 규정에는 다음의 내용을 포함한다.

① 수술 시술 표시 대상, 수술 시술 표시 제외 대상

② 환자참여(의사소통 불가능한 경우 제외)

③ 수술 시술 표시 방법

④ 수술 시술 표시 시행자

⑤ 수술 시술전 확인 절차

(2) 수술 시술 시작 직전 확인 절차

① 환자 참여하에 수술 시술 부위를 표시한다.

② 좌/우 구분이 되어있는 부위, 다중구조(손가락/발가락), 다중수준(척추)에 대한 모든 수술 시술에 표시

③ 수술부위 절개 직전 수술부위 표시가 보여야 함

(3) 수술 시술 전 확인 절차

환자가 이동하는 단계별로 확인 절차를 마련하고, 체크리스트를 활용할 수 있다.

(4) 수술 시술 시적 직전 확인 과정

수술팀원들과 함께 환자, 수술부위, 수술명 등에 대해 구두로 확인하는 과정을 시행한다. 가능하며 마취유도 전에 수행하며, 환자를 참여시킨다.

① 수술부위 수술환자 확인 강화

② 환자에게는 안심 의사에게는 안전

3) 수술 시술의 정확한 수행 인증규정 사례

* 게재된 사례는 저자 병원사례를 담은 것으로 의료기관에 따라 규정이 다를 수 있음

 # 수술의 정확한 수행

1. 수술부위 표시는 누가 언제 어떻게 합니까?
   > 담당 의사는 2가지 이상의 지표를 통해 환자확인을 하고 환자 또는 보호자가 참여하여 수술부위 확인 후 수술 전에 표식Marker를 이용하여 5mm이상 크기의 원으로 수술부위를 표시합니다.
2. 수술 전 환자 확인 절차는 어떻게 되십니까?
   > 환자에게 개방형 질문을 통해 두가지 이상의 개인정보를 확인한다. (환자명, 등록번호, 생년월일 등)
   > 환자인식밴드와 의무기록상의 정보가 환자의 응답과 일치하는지 확인한다.
   > 병동에서 환자 이송 전, 수술장 입구에서의 확인, 수술실 입실 후 확인합니다.
3. 수술 직전 팀원간에 어떠한 확인절차를 수행합니까 ?
   > 마취 직전에 멈춤 시간을 갖고 구두로 마취통증의학과의사의 주도하에 수술에 참여하는 의료진(집도의, 마취과 의사, 수술실 간호사)과 함께 환자, 수술부위, 수술명 등을 최종확인하고, 수술에 필요한 영상기록, implant, 특수장비 등이 준비되었는지 확인합니다.

> Time out 수행 후 수술 전 처치 및 확인표에 기록한다.

환자 및 보호자에게 질문 3가지

1. 수술부위를 표시할 때 환자 또는 보호자께 어떤 부위를 수술하는지 설명하였습니까?
2. 오늘 어느 부위를 수술하기로 하셨습니까?
3. 수술부위가 표시된 부위를 확인 할 수 있습니까?

 # 조사항목 3 01. (환자 보호자) 수술 시술부위 표시를 할 때 환자(또는 보호자 분께 어떤 부위를 수술 하는지 설명하였습니까?

1. 오늘 어느 부위를 수술 시술하기로 하셨습니까?
2. 수술 시술부위의 표시된 부위를 확인할 수 있습니까?
   > 환자가 무의식 상태가 아니라면 가능한 모든 과정(수술 시술 동의서 설명, 수술 시술부위 표시 시행)에 참여 시키고, 이에 대한 의료진의 적극적인 설명이 필요.
3. (간호사) 환자가 수술 시술실로 내려가기 전에 무엇을 점검 하십니까?
   > 환자확인(환자이름, 등록번호), 동의서 유무, 수술부위 표시 시행여부를 확인한 후 수술환자 확인 및 간호기록지에 기록함
4. (수술의사, 마취의사, 수술실 간호사) 수술직전 수술부위와 환자를 정확히 확인하기 위해 팀원 간에 어떠한 확인 절차를 수행하십니까?
   > 수술 직전 환자확인 절차(Time Out)을 시행

출처:의료기관인증평가원(2018).

PART

3 의료사고

CHAPTER 01

의료과오

1. 의료사고(醫療事故)의 개념과 사례

1) 의료사고(醫療事故)의 개념 / 의료사고란?

(1) 의사의 잘못을 떠나서 의료기관에서 의료행위 즉 환자의 진단, 검사 치료 등의 과정에서 발생하고 있는 환자의 신체의 손상 또는 죽음에 이르게 하는 사고로 정의한다.

출처:서울지법 1996.9.18, 선고 94가합101443 판결

(2) 의료사고는 의료인 측의 과실뿐만 아니라 환자가 과거병력이나 증상, 병력과 같이 진료의 판단에 필요한 사항의 보고를 소홀히 하거나 약제의 복용에 있어서 의사의 지시를 준수하지 않는 등 환자 측의 과실도 의료사고를 발생시키는 한 요인이 된다.

출처:신현호(2018).

2) 의료사고(醫療事故)의 성립요건

(1) 의료에 관계되는 장소에서 일어난 사고여야만 하며, 병원 내에서 뿐만 아니라 의사의 외래 진료 시에 발생한 사고, 응급구조차 안에서 발생한 사고도 의료사고에 해당한다.

(2) 의료진의 진료행위가 시작된 후에 발생한 사고여야 하며, 진료행위가 개시되었다면 그 이후에 진료행위가 종료될 때까지의 모든 과정을 걸쳐 발생하는 사고이다.

(3) 인신사고(人身事故)에만 해당된다. 환자의 신체의 손상이나 죽음에 이르게 하는 경우를 말하며, 그 외의 사고는 의료사고에 해당되지 않는다.

2. 의료과오(醫療過誤)의 개념

1) 의료과오란?

(1) 의료행위에 필요한 주의의무를 다하지 못하여 발생한 의료사고만을 가리켜 의료과오(醫療過誤)라 한다. (의료사고와 의료과오는 전혀 별개의 개념이다)

(2) 의료인이 의료행위를 수행함에 있어서, 당시의 의학지식 또는 의료기술의 원칙에 준하는 업무상 필요로 하는 주의의무를 게을리 하여 환자에게 적절치 못한 결과를 초래한 것이다.

2) 의료과오의 범주

(1) 투약오류(Medication error)
(2) 수술오류(Surgical error)
(3) 진단 부정확 (Diagnostic error)
(4) 시스템오류(System failure)
(5) 장비고장(Equipment failure)
(6) 감염(Infections)
(7) 수혈관련 상해(Blood transfusion-related injuries)
(8) 처방판독 오류(Misinterpretation of medical orders) 등

CHAPTER 02 의료분쟁

1. 의료분쟁(醫療紛爭)의 개념

의료분쟁(醫療紛爭) : 의료행위로 인하여 예기치 않은 불상사가 야기된 경우에 생기는 의사측과 환자측의 다툼

출처:김은경 외(2011). 환자안전의 이해. 현문사.

1) 의료과실(醫療紛爭)이란?

(1) 의료행위상 잘못에 대해서 법적으로 비난할 수 있는 일에 대해 사법상 이 사실을 인식할 수 있었음에도 불구하고 부주의로 인식하지 못한 것을 의미한다.

(2) 의료과오가 있었다는 것이 객관적으로 입증이 되었을 때 적용이 되는 용어이다.

(3) 의료과오에서 과실이 있었던 것이 객관적으로 인정이 되면, 의료인에게는 민/형사 및 행정적 책임이 부과될 수 있다.

2. 의료현장에서의 안전사고 예방활동

1) 환자안전 보고체계 운영

환자안전보고체계 운영을 위한 계획을 수립하고 관리한다.

(1) 조사목적

의료기관은 잘못된 부위 시술 및 수술, 투약오류, 자살, 낙상, 수혈부작용 등의 환자안전 관련 사건을 예방하기 위하여 적절한 보고체계를 수립하고, 원인분석 및 개선활동을 효율적으로 수행할 수 있도록 관리한다.

(2) 조사항목

① 의료기관 차원의 환자안전 보고체계 운영 계획이 있다.

② 환자안전을 위협하는 사건이 발생할 경우 절차에 따라 보고한다.

③ 적신호사건을 관리한다.

환자안전 보고체계 운영을 위해 다음의 내용을 포함하여 계획을 수립한다.

보고대상 정의
대상에 따른 보고절차 : 보고자, 시기, 방법
보고대상에 따른 분석 및 보고 : 적신호사건, 근접오류 및 위해사건
보고결과의 공유

근접오류 관리

의료기관은 근접오류사건 발생 시 다음 절차에 따라 관리한다.

1. 발생 시 보고
2. 오류유형 분석
3. 결과에 따른 개선활동 수행

위해사건 관리

의료기관은 위해사건 발생 시 절차에 따라 관리한다.

1. 발생 시 보고
2. 유형 분석
3. 분석결과에 따른 개선활동 수행

적신호사건 관리

의료기관은 적신호사건 발생 시 다음 절차에 따라 관리한다.

1. 발생 시 정해진 기간 내 보고
2. 정해진 기간 내 근본원인 분석
3. 분석결과에 따른 개선활동 수행
   - 보고된 환자안전사건에 대한 결과를 경영진에게 보고한다.
   - 보고된 환자안전사건에 대한 결과를 관련 직원과 공유한다.

출처:의료기관인증평가원(2018).

NOTE

NOTE

CHAPTER 03

의료사고 사례 분석

환자안전사고 분석 방법: 근본원인분석 (RCA, Root Cause Analysis)

적신호 사건이 발생하였거나 발생할 가능성을 포함하여 성과에 변이를 일으킨 기본적인 또는 인과적인 요인을 찾는 과정으로 후향적 접근방법이다.

의료기관에서는 모든 적신호사건에 대해 사건 발생일 (인지일)로부터 45일 이내에 근본원인분석을 시행한다.

1. 의료분쟁의 사례: 의료과실(설명의 의무)

Q. 내시경 역행 췌담관 조영술을 받고 나서 췌장염으로 사망하였습니다.

저희 어머님(80대)께서 상복부 통증으로 다른 병원에서 진찰한 결과 초음파 검서에서 총담관과 췌장 확장 소견이 관찰되었고 정밀검사를 위하여 본 병원 소화기 내과에 내원하였습니다. CT촬영에서 바터팽대부암 또는 췌장두부암, 총담관석 가능성으로 진단하여 내시경 역행 췌담관 조영술(ERCP)을 시행하였고 이후 복통 심화와 저혈량성 쇼크 등이 발생하여 결국 췌장염으로 사망하셨습니다. 시술 전에 시술이 간단하고 입원기간도 길지 않다는 설명만 들었고 시술의 위험성에 대해서는 전혀 설명을 듣지 못하엿습니다. 시술동의서도 시술 후 환자상태가 급속도로 악화되고 나서야 동의서를 작성하였습니다. 이와같은 내용으로 보상이 가능한지 알고 싶습니다.

A. 췌장염과 ERCP검사와의 인과관계 인정 여부와 시술 전 설명의무 내용과 정도 등에 대한 검토가 필요합니다.

역행성 췌담관 조영술(ERCP)은 내시경을 이용하여 십이지장에서 담관으로 조영제를역행적으로 주입함으로써 췌관과 담관을 관찰하는 검사법으로 출혈이나천공, 췌장염, 담관염 등의 합병증이 발병할 수 있습니다. 복통은 급성 췌장염에서 중요한 임상 증상이며 빈맥이나 저혈압, 쇼크등의 상태를 보이기도하고 혈청 생화학 검사나 방사선 검사 등으로 진단이 가능합니다. 일반적으로 의사는 진료를 행하는데 있어 적절하다고 판단되는 진료방법을 선택할 재량이 있는 반면, 환자에게도 적절한 진료를 선택할 수 있도록 충분한 설명을 해야 할 의무도 부담합니다. 환자의 사망과 ERCP 시행상 주의의무 위반 사이에 인과관계 인정여부와 설명의무 위반 유무 등에 대하여 검토가 필요합니다. 진료와 관련된 자료를 확보하기 바라며, 손해산정에 있어서는 고령(80대)의 환자로서 손해발생에 기여한 부분도 고려해야 할 것입니다.

참고판례 **대법원2007.5.31.선고2005다5867 판결**

담췌관조영술 후 중증 급성췌장염, 패혈증, 다발성 장기부진이 발생했다는 사실만으로 병원 의료진에게 그 검사과정에서 과실을 인정하기 어려운 부분은 있으나, 담췌관조영술의 내용, 필요성과 함께 휴유증이나 부작용 등의 위험 발생 가능성에 관하여 의사가 설명의무를 위반한 사실은 인정되므로 설명의무 위반으로 인한 위자료는 인정할수 있다.

출처:한국의료분쟁중재원(2015).

생각하기

2. 적신호사건 사례분석

[사례1] 이상증상을 발견하였으나 제대로 관찰하지 않아 위급상황 발생

(상황진술)
환자는 기관내 삽관된 상태로 튜브제거 방지를 위하여 팔을 신체보호대로 묶어놓은 상태였다. 오후 10시50분 쯤 EKG상 동성서맥(56회/분)이 관찰되었지만 환자는 앉아서 편안히 자는 모습을 보여 문제 발생을 예상하지 못하였고 주치의에게도 환자상태를 보고하지 않았다. 오후11시5분경 환자는 심박동수가 26회/분임을 확인하고 바로 침대로 갔을 때 창백한 얼굴과 서혜부카테터 부위의 출혈이 관찰되었다. 곧바로 심폐소생술을 시행하였으나 저산소증에 의한 뇌의 산소공급결핍으로 의식손상이 발생하였다.

생각하기

[사례2] 일반외과 수술 전 임신 여부 미확인

(상황진술)

복통을 주호소로 입원한 여자 36세 환자는 복부-골반 CT촬영 결과 급성 충수염으로 진단되어 전신마취 후 충수돌기절제술을 시행하였다. 수술 후 5일동안 항생제를 유지하였고 5일째 경구항생제를 가지고 퇴원이 가능함을 설명하였다. 퇴원당일 환자가 담당간호사에게 월경 예정일이 지났는데 월경이 없다고 하여 혈청검사를 통하여 임신 양성 판정이 나왔고 초음파를 통해 임신임을 확인하고 CT검사와 항생제가 태아에게 미치는 영향을 설명하고 의학적 유산에 대한 상담 후 유산수술을 하고 퇴원하였다.

생각하기

[사례3] 이동용 산소공급 환자의 검사실 이동 전 관찰의무 소홀

(상황진술)

만성심부전, 간경화를 진단받고 복수, 전신쇠약, 간성혼수증상으로 응급실을 통해 병실로 입원한 59세 남자는 장 마비가 있어 비위관튜브를 삽입 하였고 산소를 공급하고 있던 중 혈압이 떨어지고 ABGA검사상 심한 산증이 관찰되어 마스크로 산소를 투여하면서 검사를 위해 이동용 산소통을 가지고 방사선검사실로 이동한 후 환자가 숨을 쉬지 않는다고 연락이 왔고 확인한 결과 이동용 산소통의 산소가 나오지 않는 상태였다. 응급실로 옮겨 심폐소생술을 시행하였으나 사망하였다.

생각하기

NOTE

3. 위해사건 사례분석

[사례1] 5R(정확한 용량)를 지키지 않은 투약사고

(상황진술)
CT검사 전 1세 소아 환자에게 Ketamine 10mg을 처방하였으나 50mg/ml를 50mg/vial로 착각하여 Ketamine 40mg을 투약하였다. 투약 후 5분 후 자발호흡이 소실되어 응급조치를 시행 하였고 중환자실로 전실 되어 치료 후 회복 되었다.

생각하기

[사례2] 항생제 투여 전 피부 반응검사 미실시

생각하기

4. 근접오류 사례분석

[사례1] 투약오류-다른환자

(상황진술)
오후 11시 다음날 정기처방으로 Amaryl 4mg 하루1번, Glucophage 500mg 하루 2번, BST4회/day, 당뇨식이 처방이 났다. 환자는 과거력 상 당뇨가 없었으며 입원기간동안 당뇨관련 검사수치가 모두 정상수치였다. 간호사는 이러한 환자 상태를 의사에게 알리고 처방을 재확인한 결과 다른 환자 처방이 잘못입력 된 것을 알았다. 의사는 관련처방을 모두 취소하였다.

생각하기

[사례2] 진료재료 불량(문제점)

멸균진료재료에 이물질이 발견 됨

생각하기

[사례3] 오염된 수액 셋트를 사용한 환자 안전사고

생각하기

POINT **환자안전관리활동**

1. 환자안전의 부정적인 영향을 미치는 사건 및 사고에 대한 관리체계 구축
2. 환자안전 위험요인감소
3. 환자안전 목표 중심의 질 향상 활동
4. 안전사고 원인분석 실시
5. 환자안전 교육
6. 인식도 조사
7. 환자안전관리위원회 개최
8. 환자안전관리 지침 작성

NOTE

PART 4

환경관리

CHAPTER 01

병원감염관리

1. 의료감염의 정의

입원 당시에 없었으며, 잠복하고 있지 않던 감염이 입원 기간 중에 발생하는 것(입원 48시간 이후에 발병

2. 대상

환자, 직원, 병원환경, 보호자, 방문

3. 병원 내 감염의 주요 전파 경로

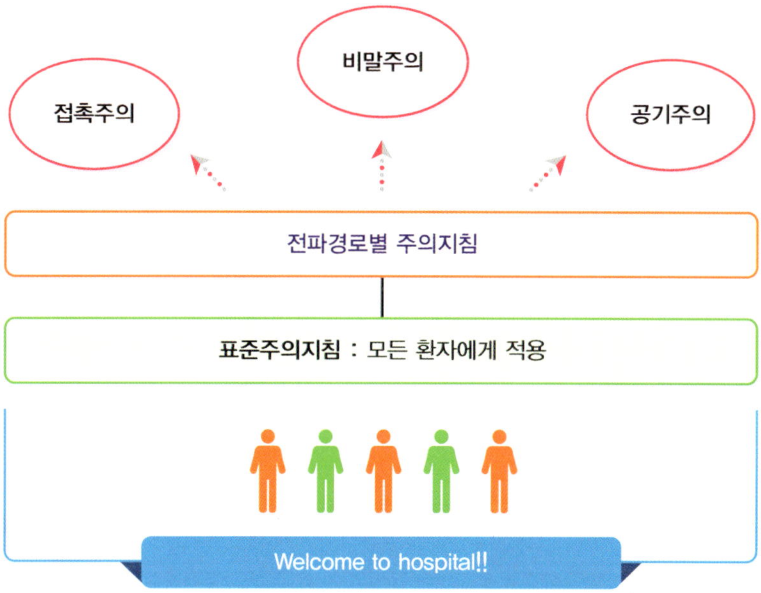

그림 5. 병원 내 감염의 주요 전파 경로

출처:질병관리청 감염병예방표준지침.

4. 감염의 전파 경로

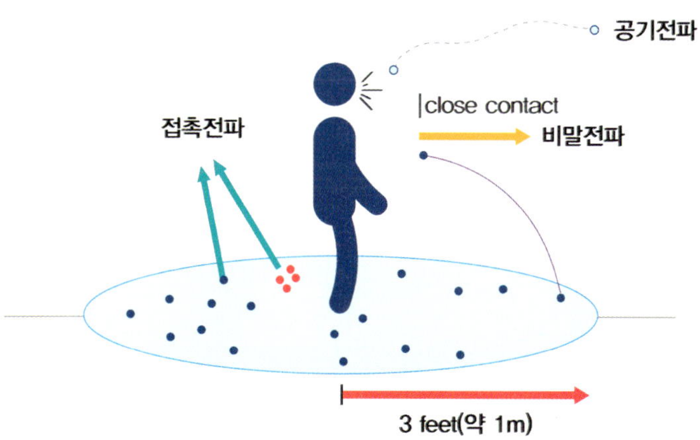

그림 6. 감염의 전파 경로

5. 손 위생의 필요성

의료기관은 의료기관내에서 미생물의 주된 전파 원인이 되는 손을 통한 의료관련 감염을 예방하기 위해 손 위생 관련 규정을 개발하여 직원들이 이를 철저히 준수하도록 함으로써 의료관련 감염 발생을 최소화하도록 노력해야 한다.

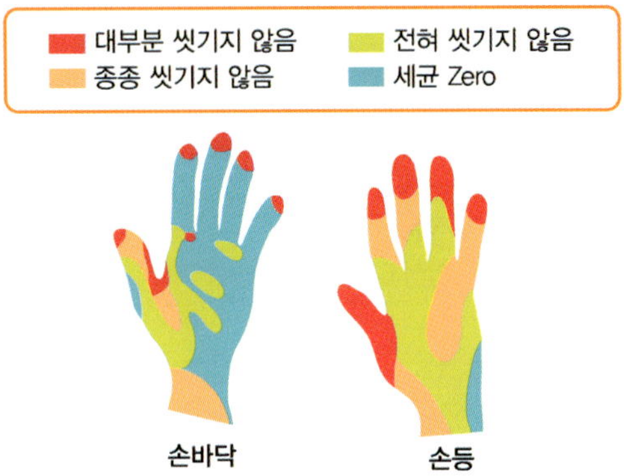

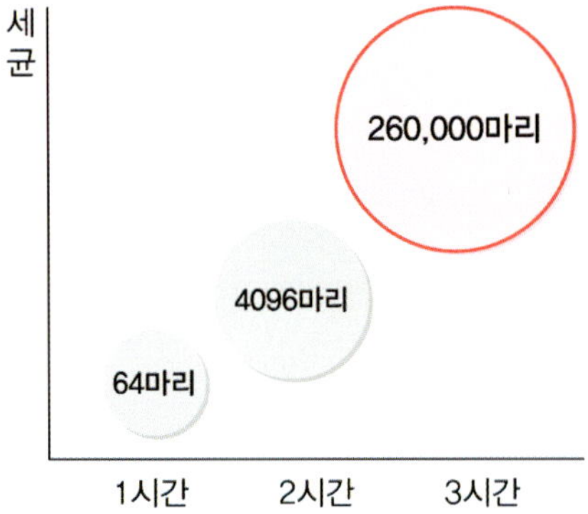

잘 씻기지 않는 손 부위

손을 씻지 않을 시 세균수

그림 7. 손 위생의 필요성

그림 6, 7 출처:질병관리청 감염병예방표준지침.

6. 손 위생 방법

인증기준	손위생(질문대상 전직원)
▪ 손은 언제 씻나요?	• 환자 접촉 전·후 • 청결·무균 처치 전 • 혈액 및 체액노출 위험행위 후 • 환자의 주변환경 접촉 후
▪ 손위생 방법 (최소 손 마찰시간 15초이상)	• 눈에 보이는 오염이 있을 때: 물과 비누(40~60초) • 눈에 보이는 오염이 없을 때: 손 소독제(30초)
▪ 손위생 증진활동 성과관리를 어떻게 고유 하십니까 ?	• 손 위생 수행도 성과지표 결과를 인트라넷 감염관리 게시판 등을 통해 직원과 공유한다.

그림 8. 손 위생 방법

출처:질병관리청 감염병예방표준지침.

7. 올바른 손 위생 방법

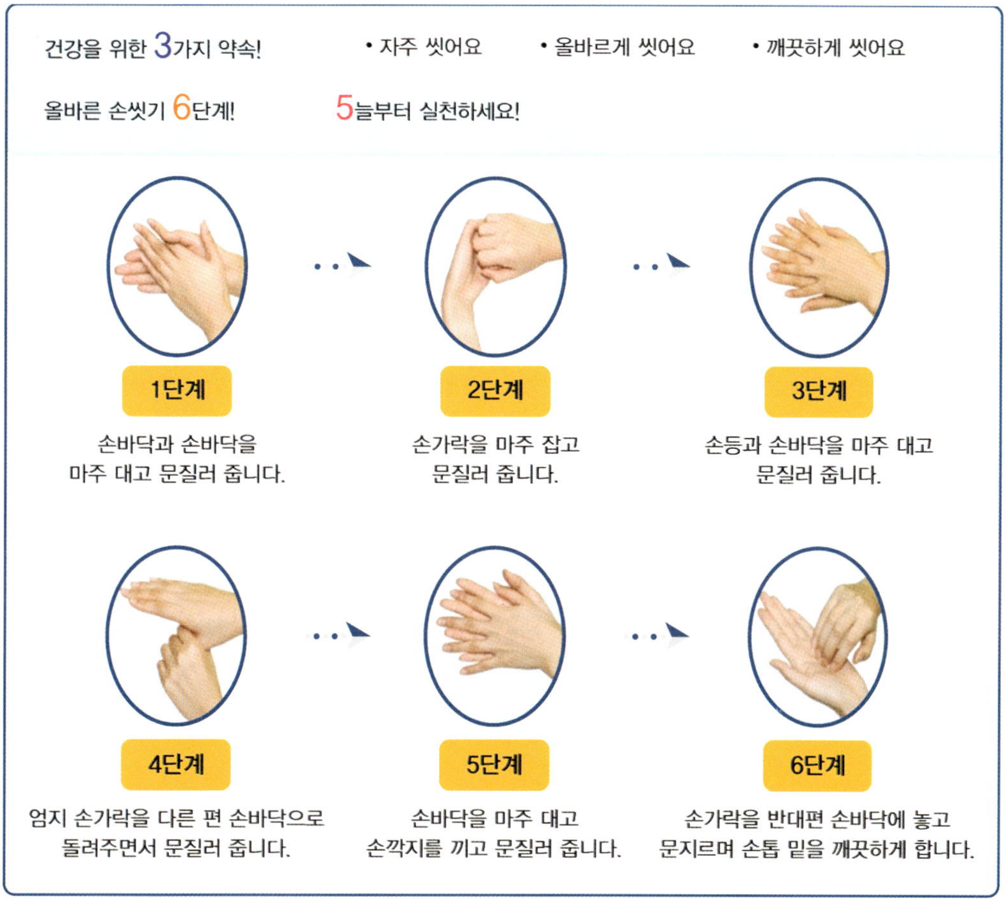

그림 9. 올바른 손 위생 방법

출처:질병관리청 감염병예방표준지침.

POINT

- 일련의 유사한 행위를 수행할 때는 반복적으로 손위생을 할 이유가 없음
- 예를 들어, IV Catheter Insertion 의 일련의 행위 사이에 손위생을 매번 하지않아도 됨
- Insertion 직전 손위생이 중요함

[손위생을 수행해야 하는 시점 – 2002년 CDC]

1. 손이 육안으로 보이게 더러워졌거나 단백질 성분의 물질에 오염되었거나, 또는 혈액이나 다른 체액에 의해서 눈에띄게 오염된 경우에는 반드시 물 또는 항균제가 포함된 비누와 물로 씻어야 한다.
2. 만약 눈에 띄는 오염이 보이지 않는 경우는 알코올이 함유된 제품을 이용하여 손을 마찰시킨다.
3. 환자와 직접 접촉하기 전에 반드시 손의 오염을 제거한다.
4. 중심정맥관을 삽입하기 전 멸균장갑을 끼기 전에 반드시 손의 오염을 제거한다.
5. 유치도뇨관을 삽입하기 전, 말초혈관 카테터 삽입 전, 수술방법을 요하지 않는 침습적인 기구를 삽입하기 전에는 반드시 손의 오염을 제거한다.
6. 환자의 건강한 피부와 접촉한 후에는 손의 오염을 제거한다.
7. 환자의 체액, 분비물, 점막이나 손상된 피부와 접촉한 후, 드레싱을 한 후에는 육안으로 보이는 오염이 없더라도 손의 오염을 제거한다.
8. 장갑을 벗은 후에는 손의 오염을 제거한다.
9. 식사를 하기 전, 화장실을 이용한 뒤에는 항균제가 포함된 비누 또는 포함되지 않은 비누와 물로 손을 씻는다.
10. 동일한 환자라도 오염부위에서 청결부위로 이동시 손의 오염을 제거한다.
11. 환자와 직접 근접한(의료장비를 포함) 무생물환경을 접촉 후 손의 오염을 제거한다.

8. 찔림 사고 병원감염 예방 활동

1) 주사침 등 날카로운 기구 찔림 사고 예방활동

① 사용한 주사바늘, 수술 칼, 날카로운 기구 등은 손상성 폐기물 전용 용기에 폐기
② 주사바늘 사용한 후 뚜껑을 다시 씌우지 않음 (Recapping 금지)
③ 손으로 바늘을 구부리거나 자르지 않음
④ 손상성 폐기물 전용용기는 뚜껑을 완전히 밀폐하여 처리

2) 주사침 찔림 사고 이외의 감염노출 예방활동

① 감염관리지침 숙지, 준수
② 감염성질환 예방을 위한 개인 보호장구(마스크, 장갑 등)을 착용
③ 병원은 직원의 감염성질환 예방에 필요한 예방접종 실시

손씻기
마스터 조를 찾아라!!

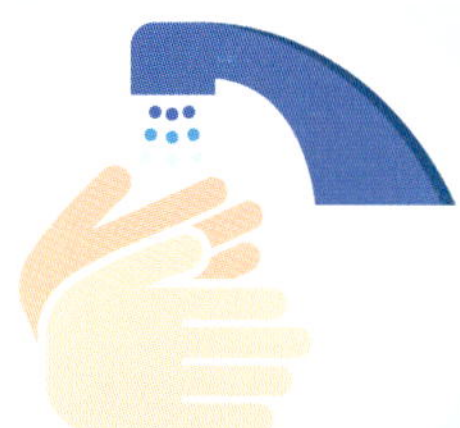

9. 개인 보호구 사용방법

의료인 개인 보호구 착용법 1

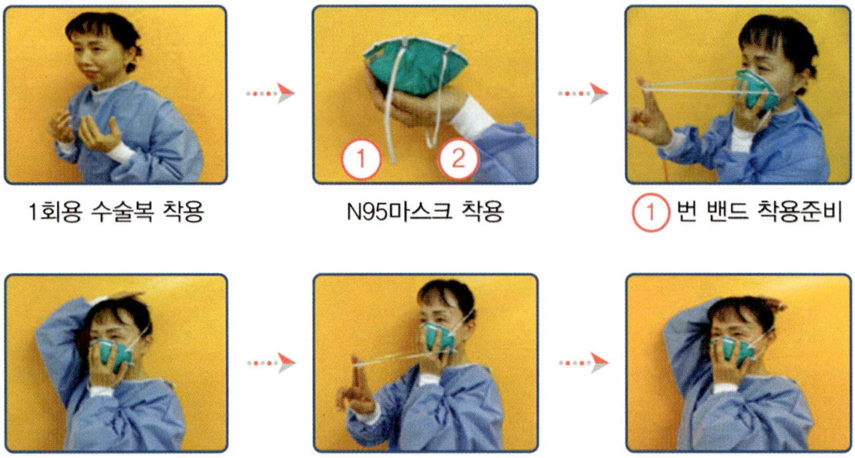

1회용 수술복 착용 → N95마스크 착용 → ① 번 밴드 착용준비

밴드 뒤통수에 고정 → ② 번 밴드 착용준비 → 밴드 목덜미에 고정

⚠ 법정전염병 환자 **격리** 후 의료인의 개인 보호장구 착용법입니다.

그림 10. 개인 보호구 사용방법

출처:질병관리청 감염병예방표준지침.

① face shields　② mask shield　③ mask와 goggles

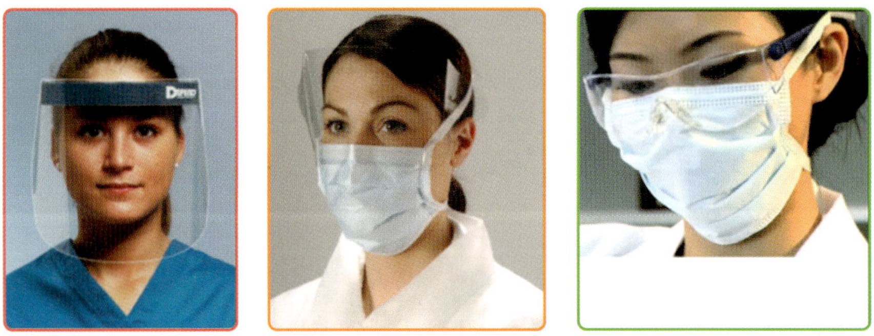

그림 11. 개인 보호구 종류

출처:질병관리청 감염병예방표준지침.

NOTE

10. 폐기물 관리

의료 폐기물 관리	
전용용기 모양	사용 용도
손상성 폐기물	주사바늘
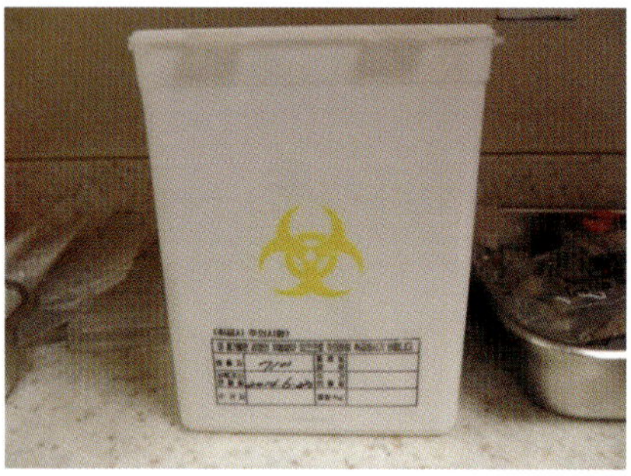	혈당측정용 침
	수술용 칼날
	사용 후 앰플이나 바이알
감염성 폐기물	환자의 혈액오염 거즈
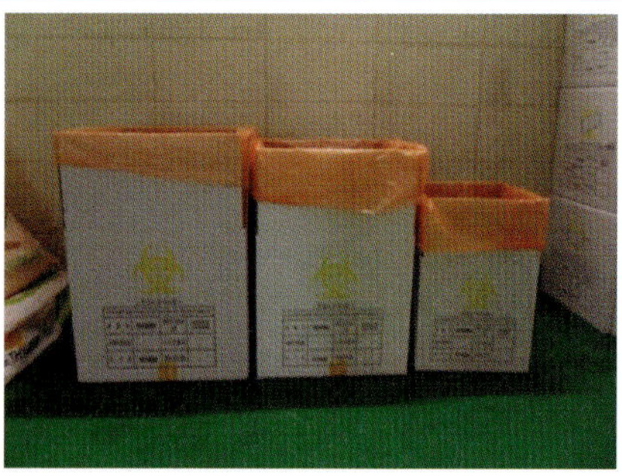	1회용 격리가운
	혈액 및 체액이 묻은 기구
	알콜솜, 위관, 주사기
	1회용 격리가운
	환자로부터 나온 배액물
	사용 후 수술용 장갑
일반쓰레기통	장갑케이스
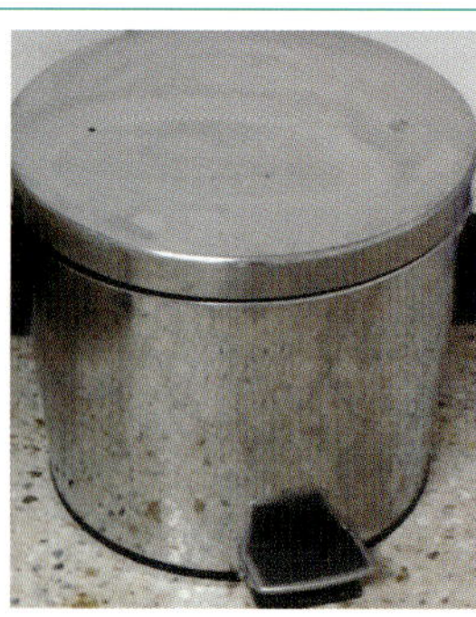	화장지
	주사기 봉지
	일반쓰레기
	각종 봉지
	기타 쓰레기

NOTE

11. 병원감염 안전 사례분석 1

50대 남성 어깨에 주사 맞고 염증…급성 패혈증으로 사망

51세 남성은 지난해 11월 23일 ○○시 한 신경외과의원에서 어깨 부위에 통증을 줄여주는 관절강 내 주사를 맞았다. 그리고 사흘 만에 급성 패혈증으로 숨졌다. 패혈증 원인에 대해 감정서는 '패혈증의 원인은 어깨 부위 염증 감염'이라며 '의사 처치 행위(주사) 때문이었을 가능성을 배제할 수는 없다'고 지적했다.

생각하기

11. 병원감염 안전 사례분석 2

의료관련 감염(병원감염)사례

퇴행성관절염으로 척추 마취하에 대학병원에서 오른쪽 무릎의 인공관절 수술을 받음

- 수술 후 요추부위 통증 및 전신적인 발열이 발생함.
- 진통제를 1주일간 맞고 퇴원하였으나, 퇴원 후 집에서도 요통이 더욱 심해져 재검사 실시함.
- 검사결과 요추부위 경막 외 농약이 확인되어 농양제거 수술을 받음.
- 미생물배양검사 결과 항생제 내성 황색포도구균(Methciliin-resistant Staphylococcus Aureus)이 검출됨.
- 이후 약 2개월간 치료 후 증상이 호전됨

생각하기

NOTE

NOTE

CHAPTER 02

감염병 및 식중독 관리

1. 감염병관리 개요

1) 감염병 관리 사업

감염병 예방 및 관리에 관한 기본계획에 따라 감염병의 발생 예방과 조기 인지, 신속한 역학조사, 환자 관리 및 대응으로 지역사회 감염병 확산 방지 및 국민 생명 보호

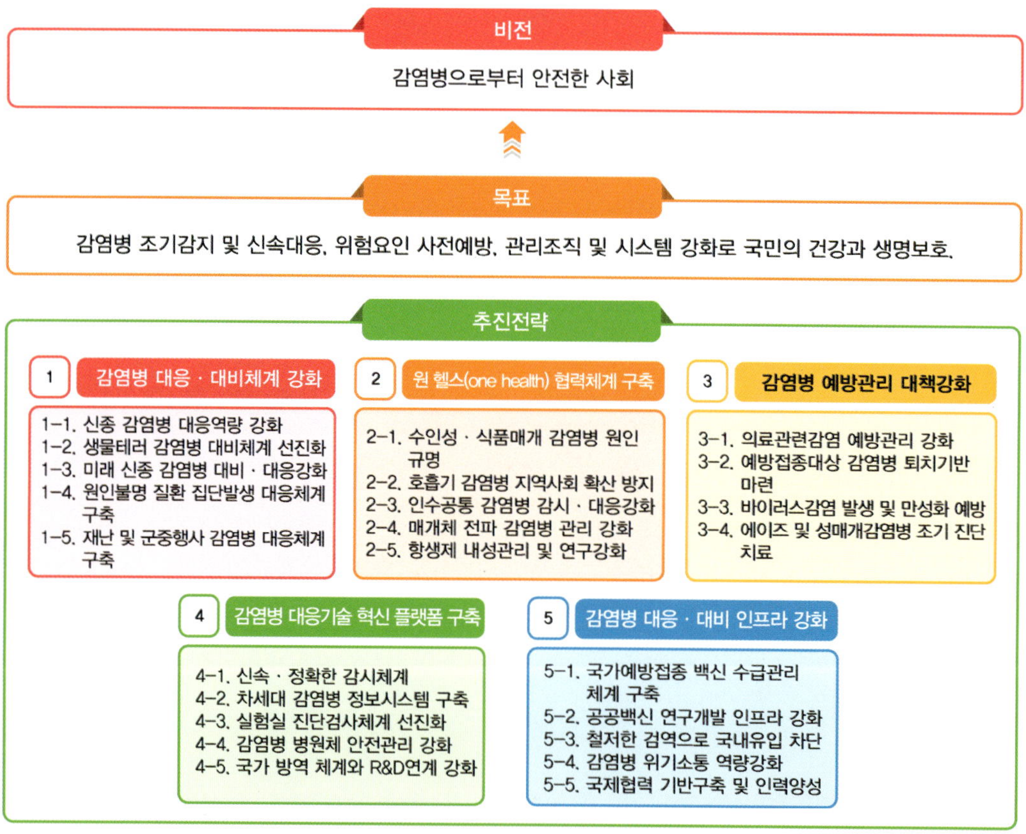

그림12. 감염병 예방 및 관리에 관한 기본계획 비전 · 목표 · 중점과제

출처:질병관리청.

2) 기본 방향

① 감염병의 조기 인지 및 발생양상 파악
② 감염병의 예방 및 확산 방지
③ 감염병의 역학적 특성 규명, 신속한 진단 및 치료
④ 감염병의 예방 교육 및 홍보 강화

3) 관리정책

① 감염병 감시, 역학조사, 환자 · 접촉자 및 환경 관리 등으로 감염병 전파방지
② 지자체, 민간의료기관 교육을 통한 역량강화
③ 관계기관 협력체계 구축

4) 기관별 역할

중앙 정부

(1) 보건복지부(질병정책과)

① 감염병에 관한 정책의 통합 및 조정
② 감염병 예방 및 관리에 관한 법률」등 법률 개정에 관한 사항
③ 감염병의 법인 및 단체 지원

(2) 질병관리청

① 감염병 관리에 관한 계획 수립 및 조정
② 감염병 신고 · 보고 관리, 정보 수집 · 분석 및 환류
③ 감염병 역학조사 실시, 역학적 특성 분석 및 지자체 역학조사 지원
④ 감염병 실험실 검사 계획 수립 및 실험실 검사 표준에 관한 업무
⑤ 감염병병원체에 대한 국가표준실험 수행 및 표준검사법 확립
⑥ 감염병병원체의 분자역학적 특성 규명
⑦ 검역감염병 오염지역 입국자 검역 계획 수립 및 총괄관리

(3) 국립검역소

① 검역감염병 오염지역 입국자 검역 수행
② 검역단계 유증상자 검역조사(역학조사) 수행 및 의심환자 이송
③ 검역단계 검역감염병 의심환자, 접촉자 등 입국자 추적감시 대상 시·도 통보
④ 검역구역 내 비브리오, 매개체 감시 기획·수행 및 감염병병원체 확인검사

(4) 지방자치단체 (시 · 도)

① 시·도 감염병 관리에 관한 계획의 수립 및 조정
② 시·도 단위 감염병 예방 및 관리사업/홍보 및 교육
③ 시·도 단위 법정감염병 발생 및 유행여부 파악
④ 시·도 단위 감염병 자료 분석 및 정보 환류
⑤ 시·도 역학조사반 편성·운영 및 시·군·구 역학조사 지휘

(5) 보건환경연구원

① 시·도 단위 감염병병원체 실험실 검사 및 감시
② 시·군·구 보건소 대상 감염병병원체 검사에 대한 교육·훈련·점검
③ 지역사회 감염병병원체 감시자료 분석 및 환류

(6) 감염병관리지원단

① 시·도 감염병 감시, 역학조사, 자료분석 지원 등 기술자문
② 시·도 단위 지역별 맞춤형 감염병 관리 지원 및 기술자문

(7) 시 · 군 · 구

① 감염병환자 발생 신고 접수 및 발생 보고
② 감염병 발생 역학조사 실시 및 환자 관리
③ 지역사회 민관 협조체계 구축
④ 지역사회 법정감염병 발생수준 및 유행 감시
⑤ 지역사회 감염병 자료 분석 및 정보 환류
⑥ 지역사회 감염병 예방 홍보 및 교육

(8) 의료기관

① 감염병(의심)환자 진단 및 신고 · 보고

② 감염병(의심)환자발생 시 역학조사 및 감염병관리 협조

2. 감염병관리와 감시

1) 법정감염병 신고 및 보고체계

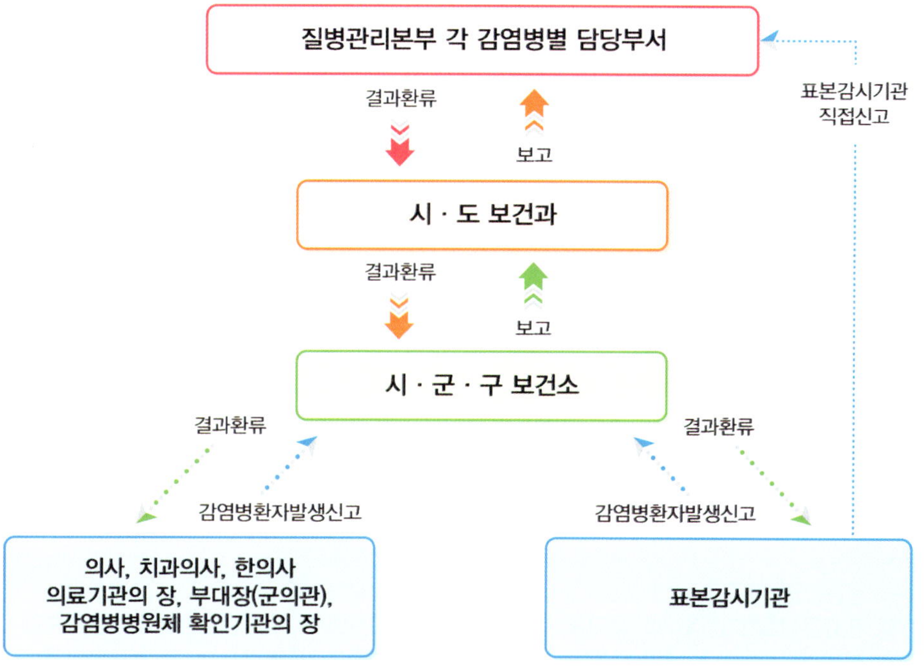

그림 13. 법정감염병 신고 및 보고체계

출처:질병관리청 감염병예방표준지침.

2) 법정감염병 분류체계

① **제1급감염병**: 생물테러감염병 또는 치명률이 높거나 집단 발생의 우려가 커서 발생 또는 유행 즉시 신고하여야 하고, 음압격리와 같은 높은 수준의 격리가 필요한 감염병

② **제2급감염병**: 전파가능성을 고려하여 발생 또는 유행 시 24시간 이내에 신고하여야 하

고, 격리가 필요한 감염병

③ 제3급감염병: 그 발생을 계속 감시할 필요가 있어 발생 또는 유행 시 24시간 이내에 신고하여야 하는 감염병

④ 제4급감염병: 제1급감염병부터 제3급감염병까지의 감염병 외에 유행 여부를 조사하기 위하여 표본감시 활동이 필요한 감염병

출처:감염병의 예방 및 관리에 관한 법률 제2조.

법정감염병 분류체계

구분	제1급감염병	제2급감염병	제3급감염병	제4급감염병
특성	생물테러감염병 또는 치명률이 높거나 집단 발생의 우려가 커서 발생 또는 유행 즉시 신고. 음압격리와 같은 높은 수준의 격리가 필요한 감염병	전파가능성을 고려하여 발생 또는 유행 시 24시간 이내에 신고. 격리가 필요한 감염병	발생을 계속 감시할 필요가 있어 발생 또는 유행 시 24시간 이내 신고하여야 하는 감염병	유행 여부를 조사하기 위하여 표본감시 활동이 필요한 감염병
	(17종)	(20종)	(26종)	(23종)
종류	가. 에볼라바이러스병 나. 마버그열 다. 라싸열 라. 크리미안콩고출혈열 마. 남아메리카출혈열 바. 리프트밸리열 사. 두창 아. 페스트 자. 탄저 차. 보툴리눔독소증 카. 야토병 타. 신종감염병증후군 파. 중증급성호흡기증후군(SARS) 하. 중동호흡기증후군(MERS) 거. 동물인플루엔자 인체감염증 너. 신종인플루엔자 더. 디프테리아	가. 결핵 나. 수두 다. 홍역 라. 콜레라 마. 장티푸스 바. 파라티푸스 사. 세균성이질 아. 장출혈성대장균감염증 자. A형간염 차. 백일해 카. 유행성이하선염 타. 풍진 파. 폴리오 하. 수막구균 감염증 거. b형헤모필루스인플루엔자 너. 폐렴구균 감염증 더. 한센병 러. 성홍열 머. 반코마이신내성황색포도알균(VRSA) 감염증 버. 카바페넴내성장내세	가. 파상풍 나. B형간염 다. 일본뇌염 라. C형간염 마. 말라리아 바. 레지오넬라증 사. 비브리오패혈증 아. 발진티푸스 자. 발진열 차. 쯔쯔가무시증 카. 렙토스피라증 타. 브루셀라증 파. 공수병 하. 신증후군출혈열 거. 후천성면역결핍증(AIDS) 너. 크로이츠펠트-야콥병(CJD) 및 변종크로이츠펠트-야콥병(vCJD) 더. 황열 러. 뎅기열 머. 큐열	가. 인플루엔자 나. 매독(梅毒) 다. 회충증 라. 편충증 마. 요충증 바. 간흡충증 사. 폐흡충증 아. 장흡충증 자. 수족구병 차. 임질 카. 클라미디아감염증 타. 연성하감 파. 성기단순포진 하. 첨규콘딜롬 거. 반코마이신내성장알균(VRE) 감염증 너. 메티실린내성황색포도알균(MRSA) 감염증 더. 다제내성녹농균(MRPA) 감염증 러. 다제내성아시네토박터바우마니균

구분	제1급감염병	제2급감염병	제3급감염병	제4급감염병
		균속균종(CRE) 감염증	버. 웨스트나일열 서. 라임병 어. 진드기매개뇌염 저. 유비저 처. 치쿤구니야열 커. 중증열성혈소판감소증후군(SFTS) 터. 지카바이러스 감염증	(MRAB) 감염증 머. 장관감염증[2] 버. 급성호흡기감염증 서. 해외유입기생충감염증[4] 어. 엔테로바이러스감염증 저. 사람유두종바이러스감염증
감시 방법	전수감시	전수감시	전수감시	표본감시
신고[5]	즉시	24시간 이내	24시간 이내	7일 이내

출처:질병관리청 감염병예방표준지침 감염병예방관리에 관한법률.

3) 법정감염병 신고범위

(1) 감염병 환자

감염병의 병원체가 인체에 침입하여 증상을 나타내는 사람으로서 제11조제6항의 진단 기준에 따른 의사, 치과의사 또는 한의사의 진단이나 보건복지부령으로 정하는 기관의 실험실 검사를 통하여 확인된 사람

(2) 감염병 의사환자

감염병병원체가 인체에 침입한 것으로 의심이 되나 감염병환자로 확인되기 전 단계에 있는 사람

① 의심환자 : 임상증상 및 역학적 연관성을 감안하여 감염병이 의심되나 진단을 위한 검사 기준에 부합하는 검사결과가 없는 사람

② 추정환자 : 임상증상 및 역학적 연관성을 감안하여 감염병이 의심되며, 추정 진단을 위한 검사기준에 따라 감염이 추정되는 사람

(3) 병원체보유자

임상적인 증상은 없으나 감염병병원체를 보유하고 있는 사람

4) 법정감염병 전수감시

가. 대상감염병: 제1급~제3급감염병

나. 감염병 신고 방법 및 절차

(1) 신고의무자

① 의사, 치과의사, 한의사, 의료기관의 장

* 의료기관에 소속되지 아니한 의사, 치과의사, 한의사는 관할 보건소장에게 신고

② 부대장

③ 감염병병원체 확인기관의 장

- 질병관리청
- 국립검역소
- 「보건환경연구원법」 제2조에 따른 보건환경연구원
- 「지역보건법」 제10조에 따른 보건소
- 「의료법」 제3조에 따른 의료기관 중 진단검사의학과 전문의가 상근하는 기관
- 「고등교육법」 제4조에 따라 설립된 의과대학
- 「결핵예방법」 제21조에 따라 설립된 대한결핵협회(결핵환자의 병원체를 확인하는 경우만 해당)
- 「민법」 제32조에 따라 한센병환자 등의 치료 · 재활을 지원할 목적으로 설립된 기관(한센병환자의 병원체를 확인하는 경우만 해당)
- 인체에서 채취한 검사물에 대한 검사를 국가, 지방자치단체, 의료기관 등으로부터 위탁받아 처리하는 기관 중 진단검사의학과 전문의가 상근하는 기관

④ 그 밖의 신고의무자

- 일반가정에서는 세대를 같이하는 세대주, 세대주가 부재중인 경우에는 그 세대원
- 학교, 병원, 관공서, 회사, 공연장, 예배장소, 선박 · 항공기 · 열차 등 운송수단, 각종 사무소 · 사업소, 음식점, 숙박업소 또는 그 밖에 여러 사람이 모이는 장소 로서 보건복지부령으로 정하는 장소*의 관리인, 경영자 또는 대표자

* 「약사법」 제2조제3호에 따른 약국, 「사회복지사업법」 제2조제4호에 따른 사회복지시설, 「모자보건법」 제2조제11호에 따른 산후조리원, 「공중위생관리법」 제2조에 따른 목욕장업소, 이용업소, 미용업소

(2) 신고시기

제1급감염병은 즉시 신고, 제2급 및 제3급감염병은 24시간 이내 신고

(3) 감염병 예방 필수 예방접종

대상 감염병	백신 종류	횟수	출생	1 개월	2 개월	4 개월	6 개월	12 개월	15 개월	18 개월	24 개월	36 개월	만4세	만6세	만11세	만12세
결핵	BCG (피내용)	1	1회 (출생~1개월 이내)													
B형간염	HepB	3	1차	2차			3차									
디프테리아·파상풍·백일해	DTaP	5			1차	2차	3차		4차				5차			
	Td/Tdap	1													6차	
폴리오	IPV	4			1차	2차	3차						4차			
b형헤모필루스 인플루엔자	Hib	4			1차	2차	3차	4차								
폐렴구균	PCV	4			1차	2차	3차	4차								
	PPSV	-									고위험군에 한하여 접종					
홍역·유행성 이하선염·풍진	MMR	2						1차					2차			
수두	VAR	1						1회								
A형간염	HepA	2						1~2차								
일본뇌염	IJEV (불활성화 백신)	5						1~2차			3차			4차		5차
	LJEV (약독화 생백신)	2						1차				2차				
사람유두종 바이러스감염증	HPV	2													1~2차	
인플루엔자	IIV	-					매년 접종									

출처:질병관리청 감염병예방표준지침 감염병예방관리에 관한법률.

의료관련감염병 신고서

수　신: 의료기관 소재지 보건소장
표본감시기간:　년 월 일 ~ 년 월 일

<table>
<tr><th rowspan="3">감 염 증 명</th><th rowspan="3">구분</th><th colspan="4">환자</th><th colspan="4">병원체보유자</th><th rowspan="3">(총 재원일수) / (소아 재원일수)</th></tr>
<tr><th colspan="2">입원 48 시간 이전</th><th colspan="2">입원 48 시간 이후</th><th colspan="2">입원 48 시간 이전</th><th colspan="2">입원 48 시간 이후</th></tr>
<tr><th>내성균 분리 건수</th><th>전체 균분리 건수</th><th>내성균 분리 건수</th><th>전체 균분리 건수</th><th>내성균 분리 건수</th><th>전체 균분리 건수</th><th>내성균 분리 건수</th><th>전체 균분리 건수</th></tr>
<tr><td rowspan="2">□ 메티실린내성황색포도알균(MRSA) 감염증</td><td>성인</td><td></td><td></td><td></td><td></td><td></td><td></td><td></td><td></td><td rowspan="16">( ) / ( )</td></tr>
<tr><td>소아</td><td></td><td></td><td></td><td></td><td></td><td></td><td></td><td></td></tr>
<tr><td>□ 반코마이신내성장알균(VRE) 감염증</td><td colspan="9"></td></tr>
<tr><td rowspan="2">- E.faecium</td><td>성인</td><td></td><td></td><td></td><td></td><td></td><td></td><td></td><td></td></tr>
<tr><td>소아</td><td></td><td></td><td></td><td></td><td></td><td></td><td></td><td></td></tr>
<tr><td rowspan="2">- E.faecalis</td><td>성인</td><td></td><td></td><td></td><td></td><td></td><td></td><td></td><td></td></tr>
<tr><td>소아</td><td></td><td></td><td></td><td></td><td></td><td></td><td></td><td></td></tr>
<tr><td rowspan="2">- 기타</td><td>성인</td><td></td><td></td><td></td><td></td><td></td><td></td><td></td><td></td></tr>
<tr><td>소아</td><td></td><td></td><td></td><td></td><td></td><td></td><td></td><td></td></tr>
<tr><td rowspan="2">□ 다제내성녹농균(MRPA) 감염증</td><td>성인</td><td></td><td></td><td></td><td></td><td></td><td></td><td></td><td></td></tr>
<tr><td>소아</td><td></td><td></td><td></td><td></td><td></td><td></td><td></td><td></td></tr>
<tr><td rowspan="2">□ 다제내성아시네토박터바우마니균(MRAB) 감염증</td><td>성인</td><td></td><td></td><td></td><td></td><td></td><td></td><td></td><td></td></tr>
<tr><td>소아</td><td></td><td></td><td></td><td></td><td></td><td></td><td></td><td></td></tr>
</table>

신고일 :　　년　　월　　일

표본감시기관명 :　　표본감시기관장 :

요양기관지정번호 :

주　소 :　　전화번호 : (　-　-　)

※ 작성요령:
① 매주 일요일부터 토요일까지 수집한 자료를 관할보건소로 신고합니다.
② 총 재원일수는 표본감시기간 동안 재원환자들의 재원일수의 합을 의미합니다.
③ 성인/소아는 만18세(소아 만18세까지)기준으로 하며, 48시간 기준은 검체채취시점입니다.
④ 전체 균 분리건 수는 내성여부와 상관없이 분리된 균의 총 건수를 신고합니다.
⑤ 총재원일수 기입 후 소아 재원일수는 별도 기입
⑥ 컴퓨터 통신 이용 시에는 서명 또는 날인을 생략합니다.

출처:질병관리청 감염병예방표준지침 감염병예방관리에 관한법률.

NOTE

3. 식중독의 분류와 예방법

1) 정의

병원성 미생물이나 독성화학 물질로 오염되거나 이를 함유한 식품 또는 식품첨가물을 먹고 단시간내에 갑작스럽게 발생하는 복통, 구토, 허탈, 설사 등의 증상을 동반한 질환(세균성, 화학성, 자연독)

2) 식중독 분류

식중독의 분류와 원인균, 물질

중분류	소분류	인균 및 물질
세균성	독소형	황색포도상구균, 클로스트리디움 보툴리눔, 클로스트리디움 퍼프린제스 등
	감염형	살모넬라, 장염비브리오균, 병원성대장균, 캠필로박터, 여시니아, 리스테리아 모노 사이토제네스, 바실러스 세레우스
바이러스성	공기, 접촉, 물 등의 경로로 전염	노로바이러스, 로타바이러스, 아스트로바이러스, 장관아데노바이러스, 간염A 바이러스, 간염E 바이러스,
자연독	동물성 자연독에 의한 중독	북어독, 시가테라독
	식물성 자연독에 의한 중독	감자독, 버섯독
	곰팡이 독소에 의한 중독	황변미독, 맥가독, 아플라톡신 등
화학성	고의 또는 오용으로 첨가되는 유해물질	식품첨가물
	본의 아니게 잔류, 혼입되는 유해물질	잔류농약, 유해성 금속화합물
	제조, 가공, 저장 중에 생성되는 유해물질	지질의 산화생성물, 니트로소아민
	기타 물질에 의한 중독	메탄올 등
	조리기구, 포장에 의한 중독	녹청(구리), 납, 비소 등

출처:국민건강포털

3) 식중독 예방

황색포도상구균

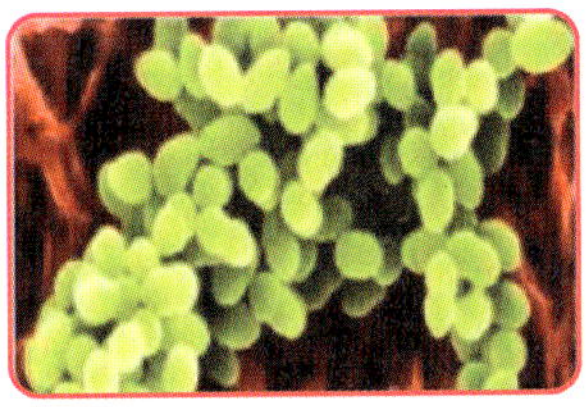

- 독소를 생성하여 식중독 유발
- 독소가 생성되면 가열(100℃) 하여도 파괴되지 않음
- 건조한 상태에서도 생존

▶ 사람 또는 동물의 피부, 점막에 널리 분포

▶ 화농성 질환자가 취급 · 준비한 음식물

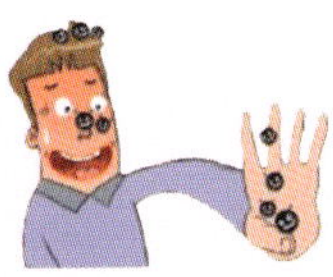

발병시기

▶ 1~5시간(평균3시간)

증상

▶ 구토, 복통, 설사, 오심

▶ 개인 위생관리 철저(손씻기)

▶ 화농성 질환자의 음식물 조리나 취급 금지

▶ 음식물 취급시 위생장갑 사용

▶ 위생복, 위생모자 착용 및 청결유지

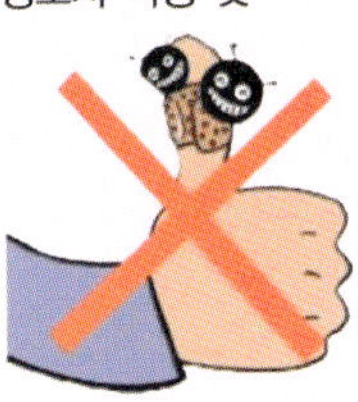

살모넬라

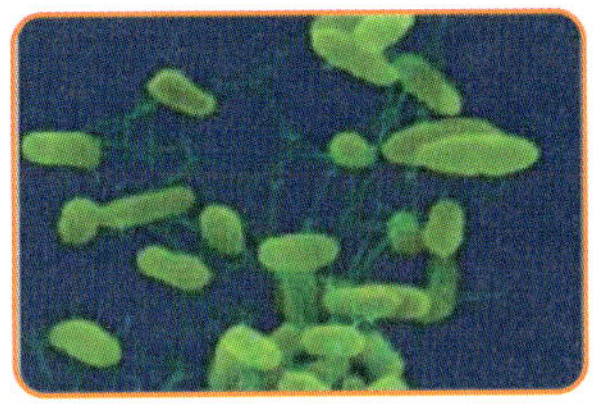

- 토양이나 물에서 장기간 생존가능
- 건조한 상태에서도 생존

▶ 사람, 가축분변, 곤충등에 널리 분포

▶ 계란, 식육류와 그 가공품

▶ 분변에 직 · 간접적으로 오염된 식품

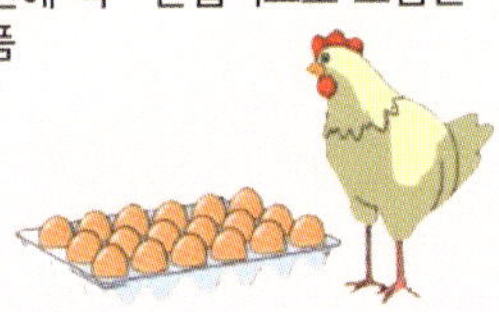

발병시기

▶ 8~48시간(균종에 따라 다양)

증상

▶ 구토, 복통, 설사, 발열

▶ 계란, 생육은 5℃이하로 저온에서 보관

▶ 조리에 사용된 기구 등은 세척 · 소독하여 2차 오염 방지

▶ 육류의 생식을 자제하고, 74℃ 1분이상 가열조리

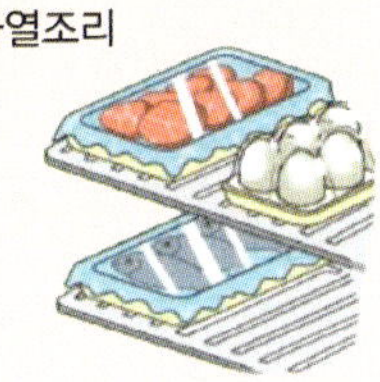

병원성대장균 0157

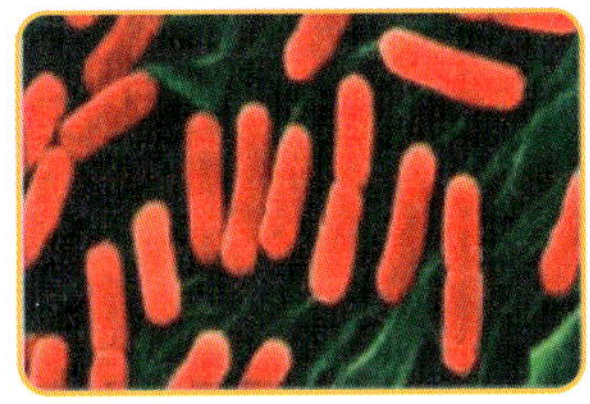

- 소량(10~100마리)으로 식중독 유발
- 베로독소를 생산하여 식중독 유발
- 심한 경우 용혈성요독증으로 사망 유발

▶ 환자나 동물의 분변에 직 · 간접적으로 오염된 식품

▶ 오염된 칼 · 도마 등에 의해 다져진 음식물

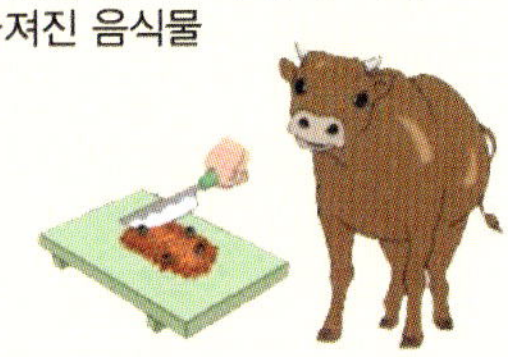

발병시기

▶ 12~72시간(균종에 따라 다양)

증상

▶ 구토, 복통, 설사, 발열

▶ 조리기구(칼, 도마 등)를 구분 사용하여 2차 오염 방지

▶ 생육과 조리된 음식물 구분 보관

▶ 다진 고기류는 중심부까지 74℃, 1분 이상 가열

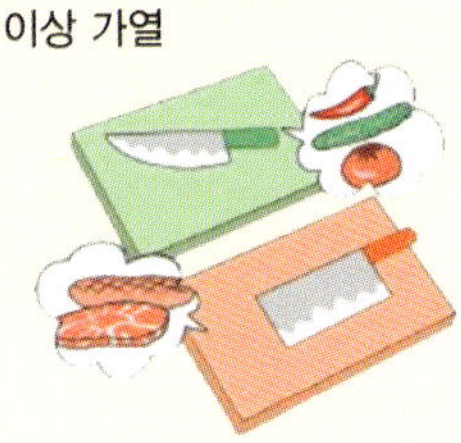

출처:행정안전부 교육자료.

장염비브리오

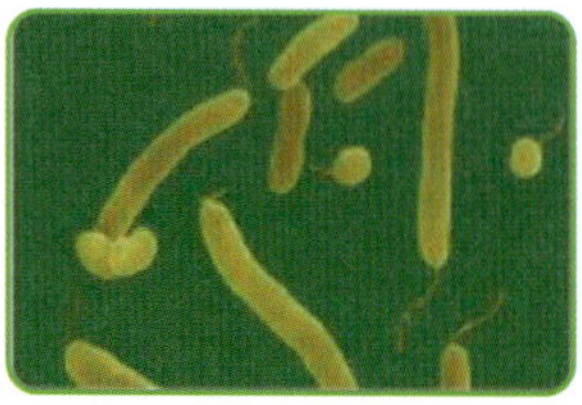

- 해수온도 15℃ 이상에서 증식
- 2~5%의 염도에서 잘 자라고, 열에 약함
- 주로 6~10월 사이에 급증

▶ 여름철 연안에서 채취한 어패류 및 생선회 등
▶ 오염된 어패류를 취급한 칼, 도마 등 기구류

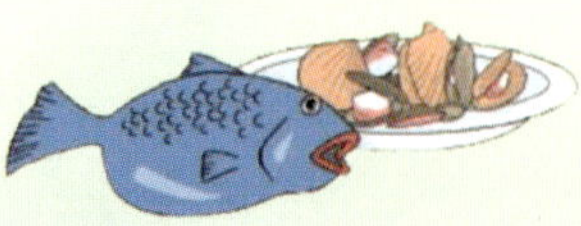

발병시기

▶ 평균12시간

증상

▶ 구토, 복통, 설사, 발열

▶ 어패류는 수돗물로 잘 씻기
▶ 횟감용 칼, 도마 구분 사용
▶ 오염된 조리 기구는 10분간 세척 · 소독하여 2차 오염 방지

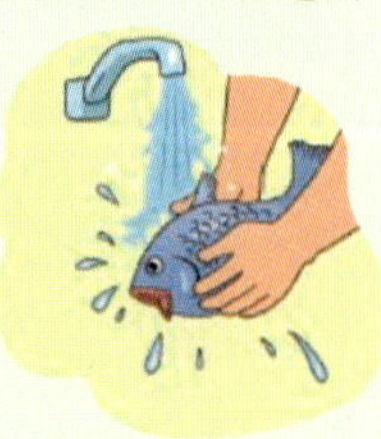

리스테리아

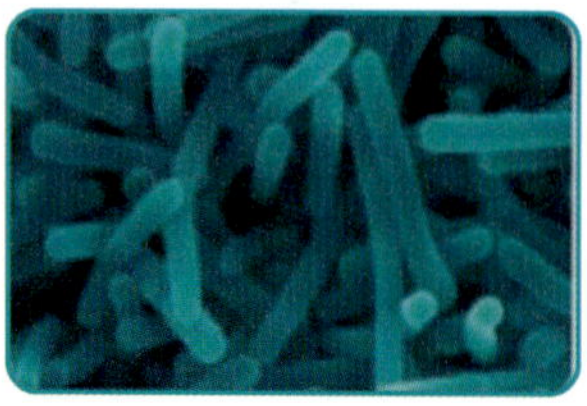

- 저온(5℃)에서 생장가능
- 임산부에게 조산 또는 사산 유발 가능

▶ 살균 안 된 우유나 연성치즈, 생육(닭고기, 쇠고기), 생선류 (훈제연어 포함)

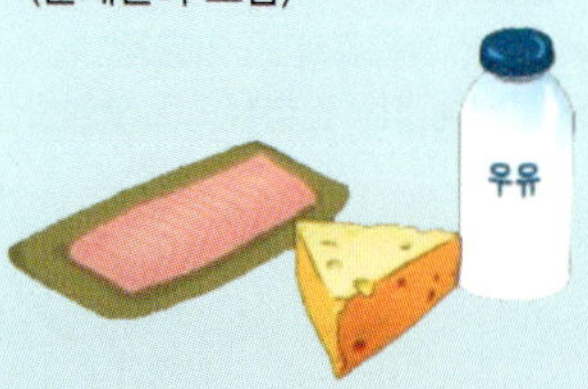

발병시기

▶ 9~48시간(위장관성)
▶ 2~6주(침습성)

증상

▶ 발열, 근육통, 설사, 오심

▶ 살균 안 된 우유 섭취 금지
▶ 냉장 보관 온도(5℃ 이하)관리 철저
▶ 식육, 생선류는 충분히 가열 조리
▶ 임산부는 연성 치즈, 훈제 또는 익히지 않는 해산물 섭취 자제

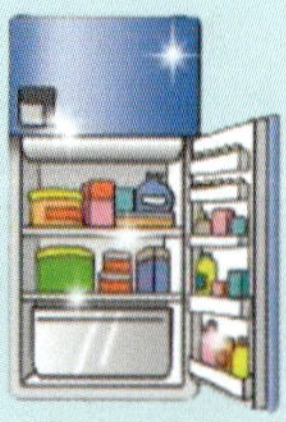

주기적 청소

클로스트리디움 퍼프린젠스

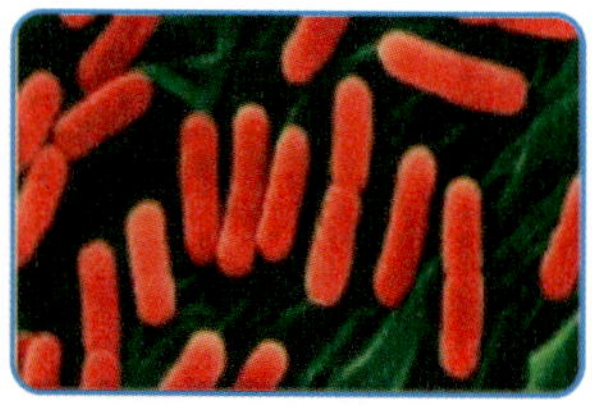

- 포자를 형성하는 균으로 가열하여도 생존 가능
- 산소가 없는 환경 에서도 생장 가능

▶ 동물 분변, 토양 등에 존재
▶ 대형 용기에서 조리된 스프, 국, 카레 등을 방치할 경우

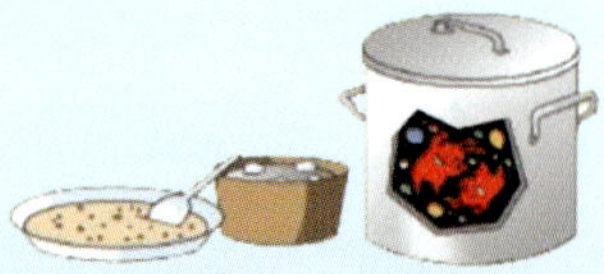

발병시기

▶ 8~12시간

증상

▶ 복통, 설사, 통상적으로 가벼운 증상 후 회복됨

▶ 대형 용기에서 조리된 국 등은 신속히 제공
▶ 국 등이 식은 경우 잘 섞으면서 재가열하여 제공
▶ 보관시 재가열한 후 냉장 보관

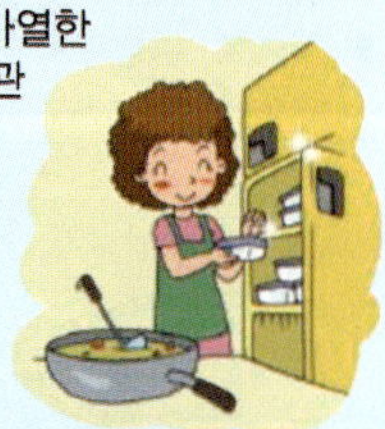

출처:행정안전부 교육자료.

여시니아

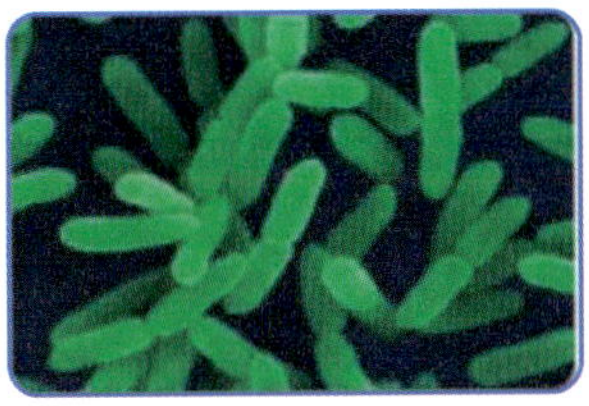

- ■ 저온(4℃)에서도 생장가능
- ■ 열에 약함

- ▶ 동물 분변에 직 · 간접적으로 오염된 우물 · 약수물이나 돈육에 존재
- ▶ 살모넬리와 유사한 경로로 감염

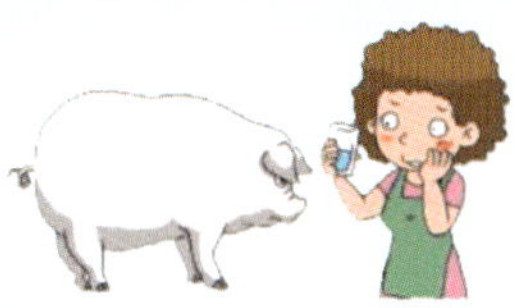

발병시기

- ▶ 2~5일

증상

- ▶ 복통, 설사, 발열, 기타 다양함

- ▶ 돈육 취급시 조리 기구와 손을 깨끗이 세척 · 소독
- ▶ 칼, 도마 등은 채소류와 구분 사용하여 2차 오염방지
- ▶ 가열 조리온도 준수 철저
- ▶ 가급적 수돗물 사용

보툴리늄

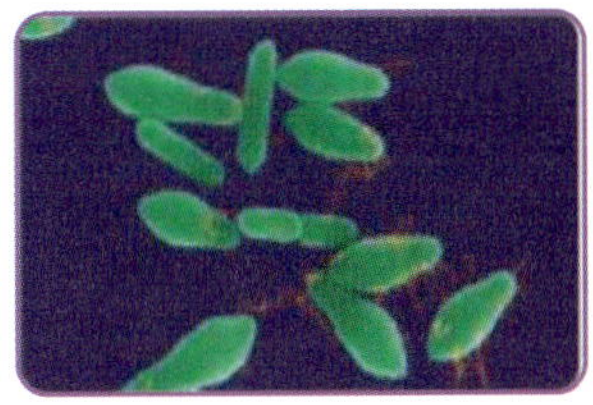

- ■ 포지를 형성하는 균으로 가열하여도 생존 가능
- ■ 산소가 없는 환경에서 성장
- ■ 운동 신경을 마비시키는 치명적인 독소를 생성하여 사망 유발

- ▶ 병 · 통조림, 레토르트 제조 과정에서 멸균 처리 철저 (120℃, 4분 이싱)

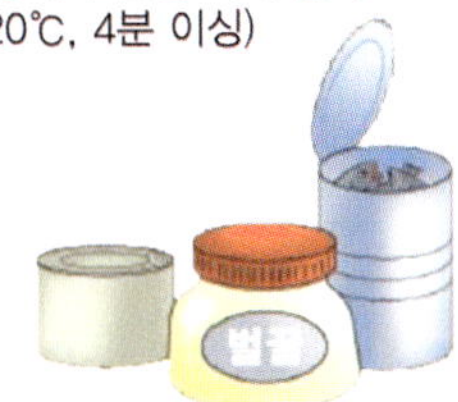

발병시기

- ▶ 8~36시간

증상

- ▶ 현기증, 두통, 신경장애, 호흡곤란

- ▶ 병 · 통조림, 레토르트 제조 과정에서 멸균 처리(120℃, 4분)
- ▶ 신뢰할 수 있는 회사제품 사용
- ▶ 의심되는 제품은 폐기

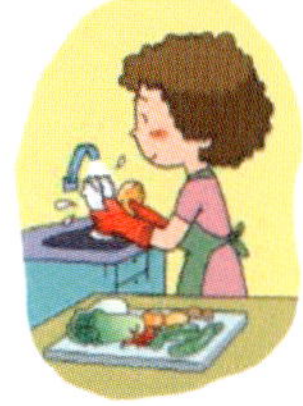

그림 14,15. 식중독 예방법

출처:행정안전부 교육자료.

NOTE

NOTE

NOTE

4. 식중독의 안전 사례분석 1

2018년 9월, 대한민국 전역의 각급 학교에서 급식으로 제공된 초콜릿 케이크를 먹은 다수의 학생들이 살모넬라 균으로 인해 식중독에 걸린 사건. 2006년 6월 00 푸드시스템이 학교 위탁급식 사업을 실시하면서 발생시킨 대규모 식중독 사고 이후 최대 규모의 학교급식 사고이다.

생각하기

5. 식중독의 안전 사례분석 2

○○시에서는 지난 21일 모 음식점에서 결혼식 피로연 음식을 먹은 주민 등 82명이 구토와 설사, 오한 등 집단 식중독 증상을 보이는 소동이 빚어졌다. 주에서 발생한 집단 식중독은 피로연 참석자들이 먹은 고둥무침에서 시작되었다.

생각하기

NOTE

CHAPTER 03

의약품 관리

1. 약물작용의 원리

1) 약동학(pharmacokinetics)

약물들이 인체에 주입된후 작용부위에 도달, 약물의 유효농도가 유지되도록 하여 치료목적에 도달하도록 하는 대사 작용을 한 후 몸 밖으로 배설되는 과정

2) 약동학 4가지 과정

흡수, 분포, 대사, 배설

3) 약물의 치료효과

수용체 부위에 도달한 약물의 농도에 따라 결정
→ 투여된 약물의 용량, 흡수, 분포, 대사, 배설 등 약동학적 특성에 의해 영향

2. 의약품의 투약경로: 약물의 형태(약물의 조제 유형)에 따라

① 약물 흡수와 대사 용이하게 하기 위해 다양한 유형으로 조제

② 약물의 유형 다양, 그 유형에 따라 투여경로 결정

- 고형약(경구용)
- 물약(경구용)
- 국소투여 약
- 점적 주입용

3. 안전한 약물 투여와 관리

1) 투약처방을 위한 7가지 요소

점검 목록	세부 내용
대상자명	• 이름을 병원등록번호와 함께 기록 • 등록번호는 대상장 손목 팔찌사용
처방일시	• 정확한 연, 월, 일과 처방시간 • 오전과 오후 시간의 혼동을 없애기 위해 자정 0시, 정오 12시, 오후 3시는 15시 등 24시간 시계로 기록 • 오전 Am, 오후 Pm
약명	• 속명(generic name), 상품명 사용 • 기관고유 코드로 표시하여 사용(기관약전 참고)
용량	• 양(amount), 투여시간, 횟수 제시
투여경로	• 약어 사용 • 한 가지 약물이 다양한 경로로 투여될 수 있으므로 투여경로 명확히 표기
투여시간, 투여횟수	• 투여시간, 횟수 : 병원 규정에 따름
서명	• 처방내용은 반드시 의사의 서명이 있어야 함 • 간호사는 의사의 처방을 확인하여야 함

2) 안전한 투약 위해 '투약의 7가지 기본원칙(7 rights)' 준수

(1) 정확한 대상자(the right client)

"성함이 어떻게 되시죠?"먼저 자신의 이름 말하게 하여 확인

(2) 정확한 약물(the right drug)

투약 시 세 번 확인

① 약물을 대상자의 약칸에서 꺼내기 전,

② 처방된 약을 개별용기나 포장지에서 꺼낼 때,

③ 나머지 약을 대상자의 약칸에 다시 넣을 때 등

(3) 정확한 용량(the right dose)

처방된 용량이 적절한지, 처방된 용량만큼인지 확인

(4) 정확한 경로(the right route)

- 약물 투여 전에 투여 경로 확인
- 약물이 경구용인지, 주사용인지 확인

(5) 정확한 시간(the right time)

- 계획된 시간 30분 전후 투여되면 정확한 시간 준수
- 횟수보다는 시간간격 중요
- 1일 2~3회 등 횟수로 처방된 약보다 일정한 시간 간격으로 작용하는 약물을 우선적으로 투여

(6) 정확한 기록(the right documentation)

투약 후 처방대로 투약한 내용을 투약기록지에 작성

(7) 정확한 대상자 교육

대상자에게 약물투여 목적, 기대효과, 주의사항 설명

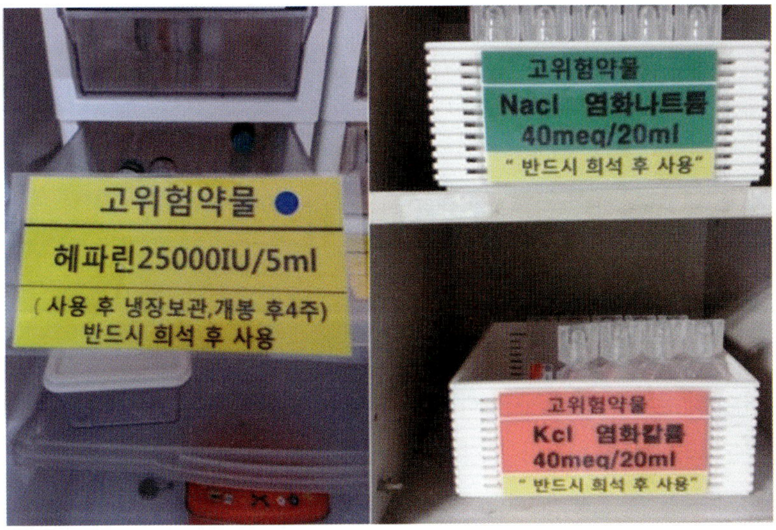

그림 16. 정확한 약물 확인

NOTE

4. 의약품 관리 안전 사례분석

환자가 유통기한이 지난 약물을 사용한 경우

생각하기

약물 용기의 라벨을 잘못 읽고 잘못된 약물 또는 용량을 제공한 경우

생각하기

CHAPTER 04

낙상 관리

[목적] 의료기관은 낙상으로 인한 환자의 상해를 줄이기 위해 환자의 특성, 의료기관의 시설 및 환경 등을 고려한 낙상 예방을 위한 규정을 개발하여 적용하여야 한다.

1. 활동수준의 점검

낙상 위험도 평가도구는 신뢰도와 타당도가 입증된 평가도구를 사용하여야 하며, 의료기관에서 정한 기준에 따라 주기적으로 평가한다.

- 낙상 위험도 평가도구, 평가주기
- 낙상 위험도 분류 기준

1) 낙상 고위험 환자의 분류기준

① 의식이 명료하지 않고 불안정한 환자
② 상해나 질병으로 걸을 수 없거나 경련 및 발작을 일으키는 환자
③ 낙상 경험이 있는 환자
④ 보조기구를 사용하거나 보호자의 도움을 받는 등 보행장애가 있는 환자
⑤ 휠체어나 침대로 이동하는 환자
⑥ 어지러움이나 전신허약 등을 호소하는 환자
⑦ 입원환자 중 전산 검사 접수화면에 '낙상'이라고 표기된 환자
⑧ 입원환자 침상에 낙상주의 표지판이 부착된 환자
⑨ 환자인식밴드에 적색 스티커가 부착된 환자

2) 입원환자 낙상 위험도 평가도구

(1) 입원환자 낙상 위험도 평가주기

초기평가는 입원 24시간 이내 실시

(2) 낙상 고위험 분류기준

① 성인 : Morse Fall Scale (0~125점) 51점 이상인 환자

② 소아 : Humpty Dumpty Fall Scale (7~23점) 12점 이상인 환아

③ 신생아, 미숙아 > 고위험 환자 낙상 예방활동

(3) 낙상 위험 평가도구를 이용하여 정기적인 재평가를 수행

① 정기 재평가 : 모든 입원 환자 대상으로 주 1회(토) 평가

② 추가 재평가 : 전동, 수술 고위험 침습적 시술 후, 낙상발생 시,

③ 환자 상태 변화 (간성혼수, 알코올성 섬망, 발작 등), 수면 및 진정치료를 목적으로 진정제 투여하는 첫날

2. 낙상 고려사항 및 예방법

1) 일반적인 낙상 예방활동을 포함한다.

① 수면 전 화장실 다녀오도록 하기, 환경(예 바닥 미끄럼, 조명 등) 및 시설 (예 침대, 안전 바, 보행기구, 휠체어 등) 관리

② 낙상 예방법에 대한 교육(환자 및 보호자, 직원)

③ 침대에 누워 있다가 내려올 때에는 보호자의 도움을 받아 서서히 움직이도록 한다.

④ 보호자가 자리를 비우거나 보호자가 바뀌는 경우 직원에게 알린다.

⑤ 보호자가 자리를 비우거나 보호자가 바뀌는 경우 직원에게 알린다.

⑥ 밤에 화장실 갈 때 반드시 보호자와 동행하도록 한다.

⑦ 환자이동 시 보호자나 직원의 도움 또는 보조기구를 이용한다.

⑧ 낙상이 발생한 경우 곧바로 간호사에게 알린다.

⑨ 직원을 대상으로 낙상 예방법에 대한 교육을 시행한다. 3. 관련 직원 간 정보공유
⑩ 입원환자는 전산 처방 화면과 검사부서 접수 화면에 적색으로 '낙상'을 표식한다.
⑪ 환자인식밴드에 '적색스티커'를 부착한다.
⑫ '낙상주의' 표지판을 환자 침상에 부착한다.
⑬ '적색스티커' 표식을 환자 Name Card에 부착한다(신생아 중환자실제외).
⑭ 환자 이송요원용 메모지에 '낙상 고위험'을 표기하여 알린다.

2) 활동지침

① 환자, 보호자에게 낙상 위험성을 알리고 '낙상 예방교육 확인서'로 교육 후 확인서명 받음(중환자실, 신생아실 제외)
② 낙상 고위험환자(환아) 예방활동 Check List를 통해 매 근부조별 낙상 예방활동을 수행(중환자실과 신생아실은 모든 환자 수행)
③ 관련부서와 협조하여 침대, 휠체어, 이동카트 바퀴를 점검,
④ 매주 1회 시설 Checklist를 이용하여 관리
⑤ 환자주위의 위험 요소(물, 화분, 전기선, 쓰레기, 개인 물품 등)를 제거
⑥ 침대, 화장실에는 환자 손에 가까운 곳에 호출벨 부착
⑦ 병실, 복도, 화장실, 샤워실 등의 바닥에 물기나 미끄러운 용액이 없도록 함
⑧ 모든 휠체어, 이동침대, 보행기, 계단에는 낙상주의 표식을 하고 복도, 화장실, 샤워실에는 미끄럼주의 표식을 함
⑨ 휠체어는 접어서 병실 쪽으로 세워 놓음
⑩ Stretcher Car는 환자 이동이 적은 장소에 잠금장치를 한 후 배치
⑪ 식사 분배 후 식당차는 한쪽 문을 닫은 상태로 벽 쪽에 배치

3) 낙상 고위험 환자의 낙상 예방활동

① 응급실 내원 시 낙상 고위험 환자를 분류하여 응급 간호기록지에 기록하고 위험군 환자는 낙상주의 마크를 환자 침대에 부착
② 응급실 내원 시 모든 환자 및 보호자에게 낙상주의 안내문을 이용하여 예방 교육 실시
③ 환자의 침대에 낙상주의 표지판 부착

④ 보호자가 상주하도록 교육

⑤ 환자 이동 시 항상 보호자가 지지하도록 교육

⑥ 보호자가 없는 경우 직원이 이동 및 지지

⑦ 불안정하고 혼돈이 심한 환자의 경우 신체 억제대 정책에 따라 신체 억제를 적용하고 순환 및 피부상태를 관찰하고 기록

⑧ 수시술 전이나 후, 검사대나 진찰대 이동시 이동침대 또는 휠체어 바퀴의 잠금장치와 침대 난간을 확인

⑨ 침대와 이동침대로의 이동, 이동침대와 검사침대로의 이동시 최대한 침대의 높이를 맞추어 이동

⑩ 침대의 바퀴를 고정하고 난간을 올림

[낙상 예방 교육 및 확인서 (성인 고 위험군)]

등록번호 :

성명:

성별/나이 :

병실 :

항목

1. 교육 사항

1) 병실 또는 복도에서 미끄럽지 않은 안전한 신발(실내화 등)을 신도록 합니다.

확인( )

2) 환자를 휠체어로 옮길 때에는 반드시 잠금 장치를 하여 미끄러지지 않도록 해야합니다. 침대나 휠체어 사용 중 위험한 행동을 삼가해야 합니다. (예 : 출입구, 화장실 문턱 등)

확인( )

2. 이동시 관리

1) 걸어다니는 경우나 휠체어로 이동하는 경우 바닥이 높낮이가 다를 수 있으므로 주의하여야 합니다. (예 : 출입구, 화장실 문턱 등) 확인( )

2) 침상에서 내려올 때에는 서서히 움직이거나 보호자의 도움을 받도록 합니다.

확인( )

3. 환경 관리

1) 수면 전 배뇨나 배변을 위해 화장실에 다녀오도록 하며, 밤에 화장실을 갈 때 반드시 보호자를 깨워 동행하도록 합니다. 확인( )

2) 야간에도 반드시 낮은 조명을 켜 놓아야 합니다. 침상주변을 정리하여 낙상위험 발생요인(예 : 물기, 전선, 기구 등)을 제거합니다. 확인( )

3) IV 병실의 침대는 항상 바퀴가 고정되어 있어야 합니다. (검사 등을 하기 위해 침대 이동시 제외) 확인( )

4) 반드시 침대의 양쪽 난간을 올려 주셔야 합니다. 화장실, 샤워실, 세면실 이용 시 반드시 보호자와 함께 동행하도록 합니다. 확인( )

4. 시설 관리

1) 환자 옆에는 항상 보호자가 상주해야 합니다. (낙상으로 인하여 골절, 외상, 뇌출혈 등 사망까지도 발생할 수 있습니다.) 확인( )

5. 기타관리

1) 환자에게 필요한 물건은 항상 가까이 두어 물건을 잡으려다가 균형을 잃지 않도록 합니다. 확인( )

2) 도움이 필요한 경우 간호사호출기를 사용하여 반드시 도움을 요청하도록 합니다.
확인( )

3) 낙상이 발생한 경우 곧바로 간호사에게 알려야 합니다. 확인( )

4) 본인(환자, 보호자)은 입원기간 동안 낙상에 대한 주의사항을 들었으며, 보호자가 교대하는 경우 위의 내용을 숙지하고 행하도록 하겠습니다. 확인( )

환자 또는 보호자(관계:) 서명 :
간호사 :

3. 낙상 안전 사례분석 1

[예시] 화장실에 가려다가 침대에서 낙상

사례
지난 밤 병원에서 60세 노인환자가 낙상이 되어 대퇴부가 골절되었다. 조사결과 간병인이 잠깐 자리를 비웠음이 밝혀졌다. 대부분의 사람들은 환자를 낙상의 책임을 간병인에게만 돌릴 것이다. 그러나 시스템적 접근을 통해 부종으로 이뇨제를 복용한 상황이였고, 주위에 도움을 청할 사람이 없었고, 간호사 콜벨이 고장 났었고, 미끄러워지기 쉬운 신발을 착용하고 있었고, 침대는 높아 내려오기가 힘들었고, 방이 너무 어두웠다

분석: 낙상사고에 대한 시스템적 접근(System Approch)
1. 입원환자를 대상으로 낙상위험평가를 통해 낙상 고위험 환자 관리를 하고 이뇨제 등 약물사용 시 재평가 실시한다.
2. 입원생활 안내 중 낙상주의사항에 대해 교육하고 간병인과 보호자 등 환자 접점에 있는 직원에게 평가결과와 낙상위험성 및 예방교육을 숙지시킨다.
3. 간호사 콜벨은 정기적으로 점검하고
4. 신발은 미끄러지지 않은 것으로 착용한다.
5. 침대는 낮은 침대로 교체한다.
6. 야간에는 침상이나 병실입구에 조명을 사용하여 어둡지 않게한다.
7. 환자를 보는 과정에 어떠한 구멍이 뚫려 있는지 찾아내어 앞으로 유사사고가 발생하지 않도록 해야 한다.

생각하기

4. 낙상 안전 사례분석 2

위험방지를 위해 노인환자의 침상에 낙상 방지 난간을 간호사가 설치하려고 했지만. 노인은 "그냥 둬 침상에 오르내리기 어려운데 난간을 설치하면 방해가 된다"라고 주장하며 듣지 않았다.
다시 설명하고 설치하려고 했으나 듣지를 않아서 어쩔 수 없이 환자 가족에게 설득하게 하려고 말했더니 환자와 같은 말을 하며 들어주지 않았다.
어느 날 밤 그 환자는 자면서 몸을 뒤척이다가 결국 침상에서 떨어져 머리를 세게 부딪히고 말았다. 간호사에게 책임이….?

생각하기

NOTE

CHAPTER 05

신체보호대 관리

1. 신체보호대의 사용

1) 목적

입원환자에게 있어서 보호대 착용을 최소화하고 신체적, 정신적으로 안전한 치료환경을 제공함으로써 인간존중의 간호를 실현하기 위함이다

2) 신체보호대 적용

1. 낙상의 우려가 있는 경우
2. 자해 및 타인에게 손상을 입힐 수 있는 경우
3. 각종 생명유지 장치의 유지가 필요한 경우
4. 과도한 움직임으로 인한 사고 위험이 높은 경우
5. 피부를 긁어 손상을 입힐 수 있는 경우
6. 그 외 담당의가 꼭 필요하다고 판단한 경우

3) 신체억제대의 적용원칙

1. 다른 치료적 대안이 효과가 없을 경우 최소한의 시간만 사용한다.
2. 환자 안전과 안위를 최우선으로 한다.
3. 적용 전 환자 및 보호자에게 신체보호대 적용에 대해 설명하고 동의를 구한다.
4. 의사 처방으로 이루어져야 한다.
5. 응급 상황에서는 간호사 적용할 수 있으나, 사후에 반드시 의사가 환자를 확인하고 처방을 내려야 한다.
6. 의사 및 간호사는 경과를 기록해야 한다.
7. 부작용이 발생했을 때는 즉각적인 보고(의사 및 보호자) 및 설명을 한다.
8. 보호대 사용 방법 등에 대한 안전 원칙을 준수한다.
9. 보호대 적용을 중단하기 위한 지속적인 노력을 한다.

그림 18. 신체억제대의 적용 원칙

출처:오혜경 외 1명 역(2010). 기본간호학 세트 Barbara L. Yoost. Lynne R. Crawford 저. 현문사.

2. 신체보호대의 종류

1) 장갑보호대

대상자의 신체에 삽입되어 있는 기구나 드레싱 보호 목적 및 피부질환 시 긁는 행위 예방

예 피부질환 등으로 몸을 긁을 때 이를 억제하기 위해 사용

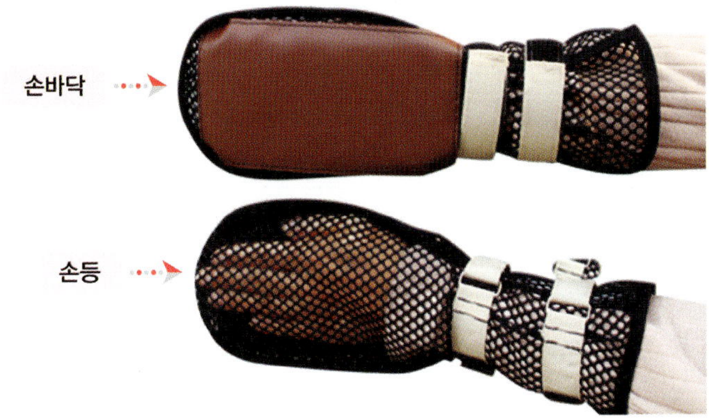

그림 19. 장갑 보호대

출처:오혜경 외 1명 역(2010). 기본간호학 세트 Barbara L. Yoost. Lynne R. Crawford 저. 현문사.

2) 손목 또는 발목 보호대

손목 또는 발목 등 사지의 한군데 또는 전부를 움직이지 못하게 하는 것

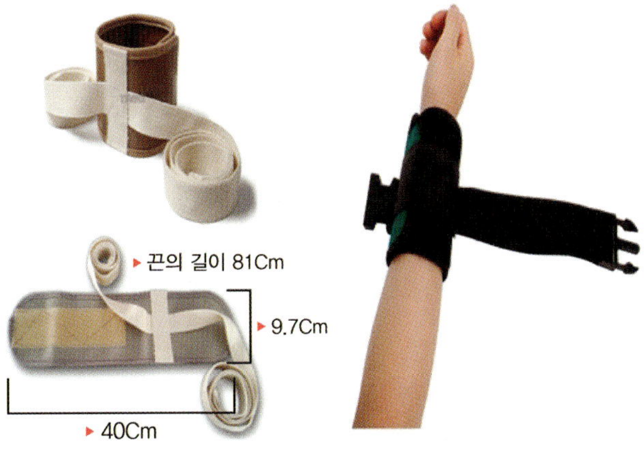

그림 20. 손목, 발목 보호대

3) 벨트 보호대

운반차에 누운 대상자의 안전을 도모하기 위한 것, 대상자의 가슴이나 복부가 지나치게 조여지지 않도록 주의해야 함

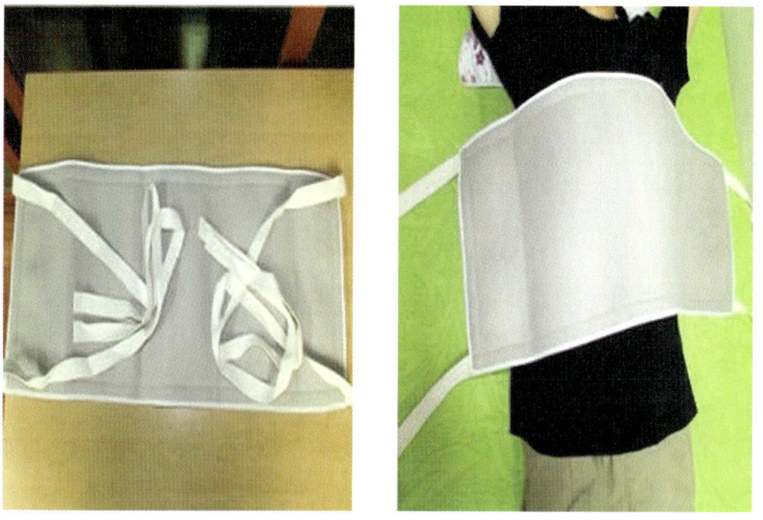

그림 21. 벨트 보호대

출처:오혜경 외 1명 역(2010). 기본간호학 세트 Barbara L. Yoost. Lynne R. Crawford 저. 현문사.

NOTE

NOTE

3. 신체보호대 안전 사례분석

2014년 ○○ 요양병원에서 화재가 발생해 21명이 사망했다. 대규모 사상자가 발생한 이유로 병원 측에서 일부 중증 치매 환자를 결박 했다는 지적이 나왔다.

2018년 ○○시 ○○병원에서 발생한 화재로 62명이 사망하고 130명이 다쳤다. 당시 환자 10여 명이 침대에 결박돼 있었다는 간호사의 진술이 나왔다.

생각하기

NOTE

NOTE

PART
5

응급 안전 관리

1. 응급상황 안전 사례분석 1
2. 응급상황 안전 사례분석 2
3. 심폐소생술 및 자동제세동기

1. 응급상황 안전 사례분석 1

2014년 8월 I시에 거주하는 70대 남성이 혼자 산낙지를 잘라 소주와 먹다 낙지가 목에 걸려 목소리도 내지 못한 채 숨을 쉬지 못하고 방바닥에서 힘들어 하는 것을 옆집에 사는 C씨가 목격 후 119에 신고하였다. 신고 후 C씨는 119구급상황관리사의 하임리히법 등 기도폐쇄 응급처치를 안내 받던 중, 빨리 구급차나 보내라며 재촉만 하고 전화를 끊었다. 그 후 신고자는 환자에게 숟가락으로 물을 떠먹이며 구급차가 오기만을 기다렸다. 119구급대가 도착당시 환자는 호흡이 없는 상태였고 심폐소생술을 하면서 병원으로 이송하였지만 환자는 사망하였다.

생각하기

2. 응급상황 안전 사례분석 2

00노인복지관에서 수업을 받던 김모씨(65)가 갑자기 의식을 잃고 쓰러졌다. 바로 옆에서 같은 수업을 받던 다른 김모씨(65, 여)가 즉시 가슴압박을 실시하고 신속하게 119 구조 요청 하였다

생각하기

3. 심폐소생술 및 자동제세동기

1) 심폐소생술 시행위한 단계

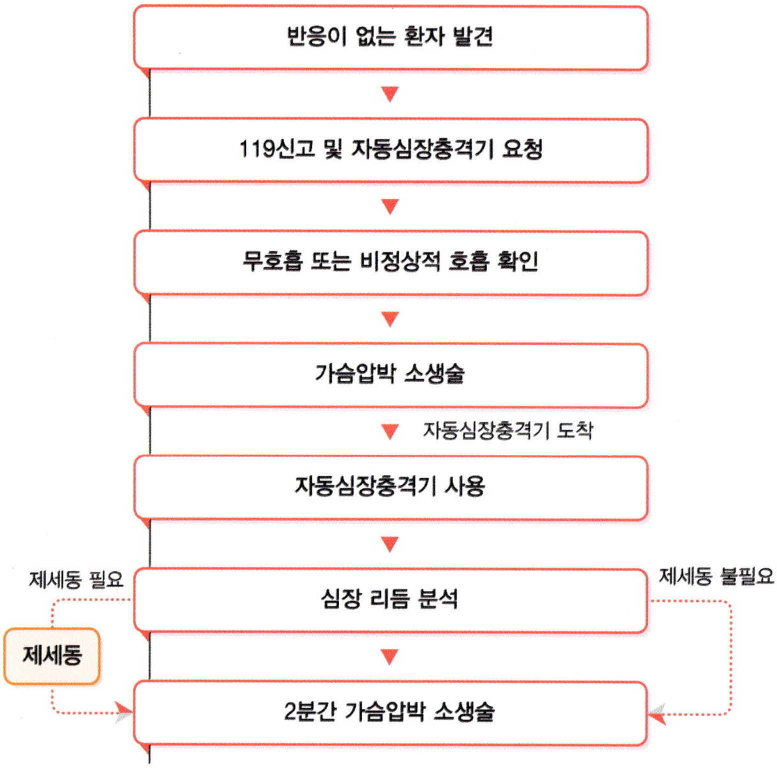

그림 22. 심폐소생술 단계

출처:소방청(2019). 국가화재안전기준 해설서.

(1) 심폐소생술 순서 : 가슴압박 – 기도유지 – 인공호흡(C – A – B) 제안

(2) 일반인을 위한 흐름도 : 가슴압박 소생술 '심폐소생술을 할 수 있습니까?' 2011 지침 삭제

(3) 일반인에게는 '자동심장충격기'

(4) 심정지 확인 : 보건의료인은 맥박과 호흡을 '동시에', '10초 이내'

(5) 응급의료전화상담원 역할 강조

(6) 가슴압박 위치 – 가슴뼈의 아래쪽 1/2 깊이 – 약 5cm (성인)

(7) 전문기도기 삽관된 경우의 인공호흡은 가슴압박 중단 없이 6초에 한 번 씩(분당 10회)

2) 가슴압박 위치

가슴뼈의 아래쪽 1/2 지점 (평평하고 단단한 바닥)

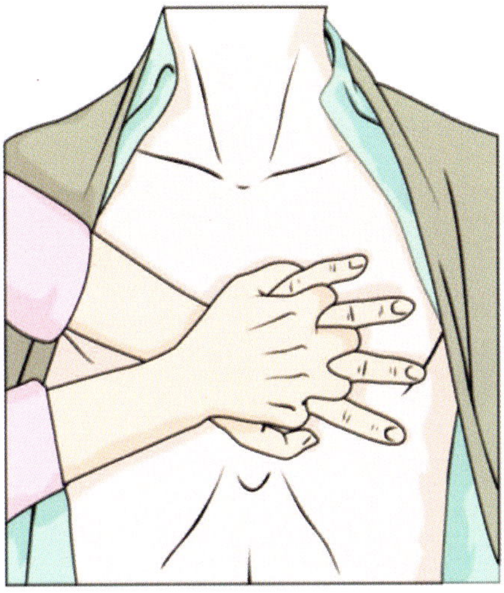

그림 23. 심폐소생술 단계

출처:소방청(2019). 국가화재안전기준 해설서.

3) 가슴압박 깊이

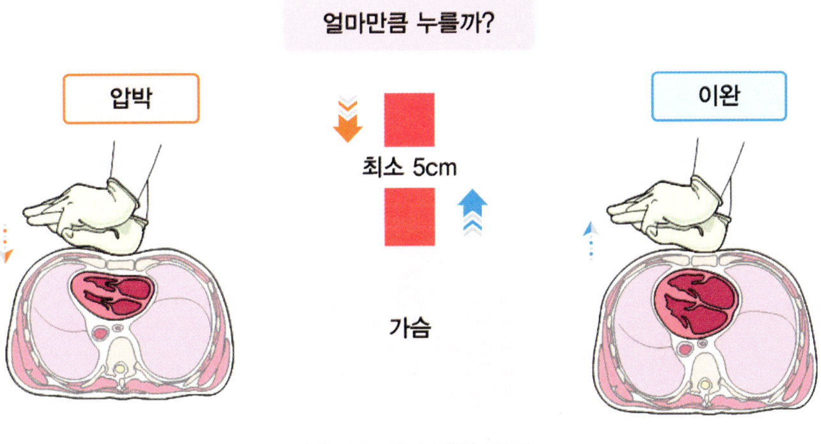

그림 24. 가슴압박 깊이

출처:소방청(2019). 국가화재안전기준 해설서.

4) 기도 유지와 인공 호흡 (머리기울임-턱들어올리기 방법)

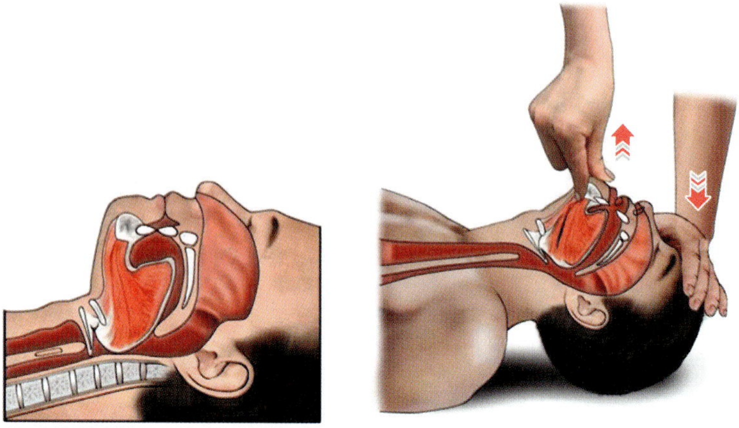

그림 25. 기도 유지와 인공 호흡

출처:소방청(2019). 국가화재안전기준 해설서.

5) 자동 심장 충격기란(AED)?

(1) 심실빈맥 이나 심실세동 으로 심정지가 되어 있는 환자에게 사용한다.

(2) 전기충격을 주어서 심장의 정상리듬을 가져오게 할수있다.

(3) 의학 지식이 부족한 일반인도 쉽게 사용할 수 있도록 만들어져 있다.

(4) 심정지 환자들의 생존율을 극적으로 증가시킨다.

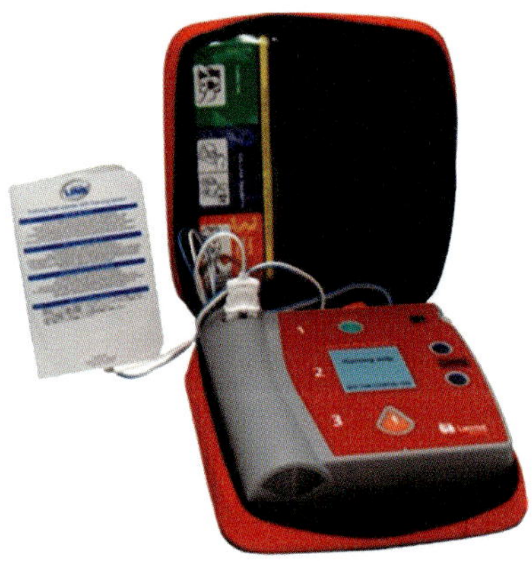

"심장리듬 분석중"

▶ (모두 물러나세요!)

"제세동이 필요합니다"

▶ "충전중"

(충전 중 일때 가슴압박)

▶ "깜빡이는 주황색 버튼을 눌러주세요"

그림 26. 자동 심장 충격기(AED)

출처:소방청(2019). 국가화재안전기준 해설서.

NOTE

NOTE

PART

6

시설안전 및 화재안전 관리

1. 시설안전이란
2. 시설안전 관리활동
3. 환자유형별 대피
4. 화재안전 관리활동

1. 시설안전이란

환자와 직원을 화재로부터 보호하며 인화성 위험물질 등을 관리하여 화재 예방, 조기탐지와 진압, 안전한 대피로를 확보하고, 안전한 의료서비스 환경을 제공하기 위함이다.

1) 화재 안전관리를 위한 규정은 관련 법규를 준수하며, 다음의 내용을 포함한다.

① 화재 예방점검

② 화재 발생 시 대응체계

2) 화재의 분류

A급화재(일반화재)	나무, 종이, 플라스틱 등이 타고 재가 남는 화재
B급화재(유류화재)	인화성 액체, 석유 등 유류가 타고 재가 남지 않는 화재
C급화재(전기화재)	전기기기, 배선과 관련된 화재

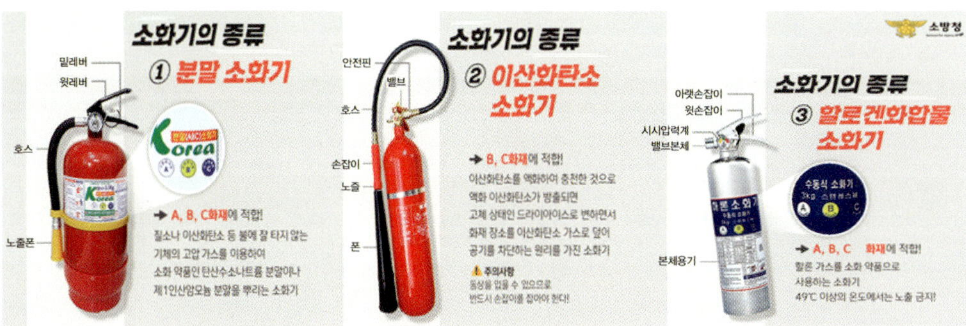

그림 27. 소화기의 종류

출처:소방청(2019). 국가화재안전기준 해설서.

3) 소방시설의 종류 및 이해

	구분	종류
1	소화설비	소화기, 옥내소화전, 스프링클러, 간이스프링클러 등
2	경보설비	자동화재탐지설비, 시각경보기, 비상방송설비, 단독경보형감지기 등
3	피난설비	피난기구(완강기), 인명구조기구(공기호흡기), 유도등, 비상조명등
4	소화용수설비	소화수조, 저수조, 상수도소화용수설비등
5	소화활동설비	연결송수관설비, 제연설비, 비상콘센트설비, 무선통신보조설비 등

그림 28. 소방시설의 종류

출처:소방청(2019). 국가화재안전기준 해설서.

① 소화설비 (소화기, 옥내외 소화전, 스프링쿨러 등)

② 경보설비 (자동화재 탐지설비, 비상방송설비, 가스누설경보기, 통합감시시설 등)

③ 피난설비 (미끄럼틀, 완강기, 유도등 및 유도표지 등)

④ 소화용수설비 (상수도 소화용수설비, 소화수조 등)

⑤ 그 밖의 소화활동설비 (제연 설비, 연결 송수관 설비, 비상콘센트 설비, 무선송신 보조 설비 등)

3) 소방안전에 대한 교육

① 화재 발생 시 대응체계

② 산소 등 의료가스의 안전한 보관 및 취급 방법

③ 금연 관리

④ 흡연자에 대한 조치

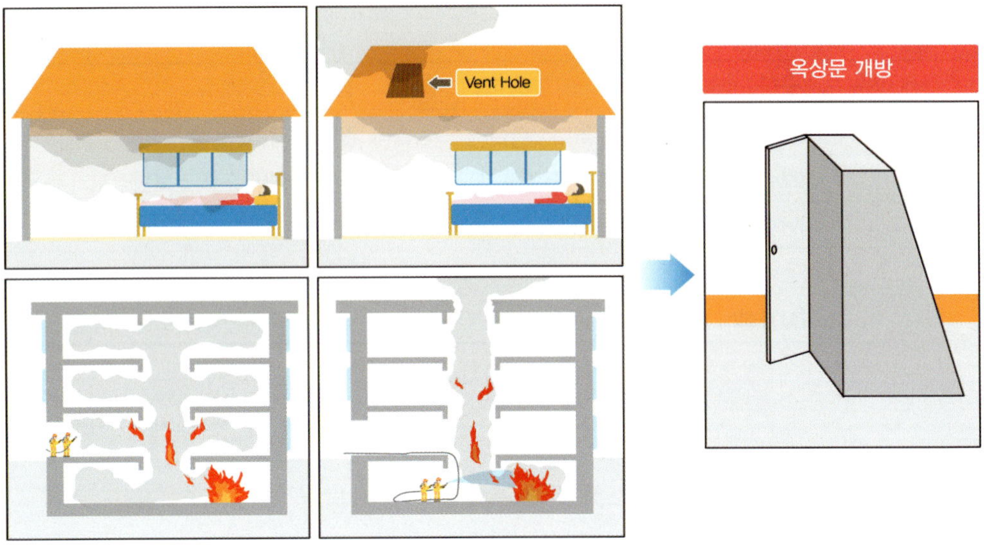

그림 29. 화재 확산(이동)

출처:소방청(2019). 국가화재안전기준 해설서.

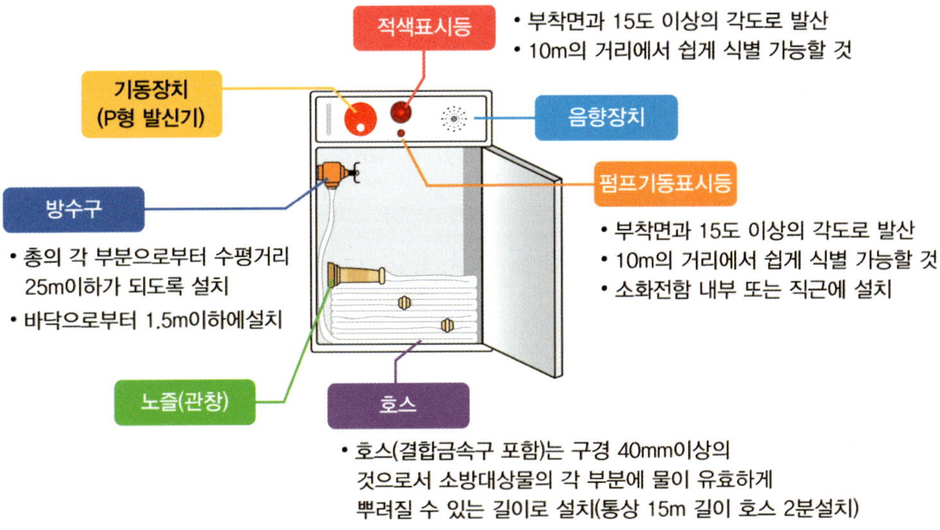

그림 30. 옥내소화전

출처:소방청(2019). 국가화재안전기준 해설서.

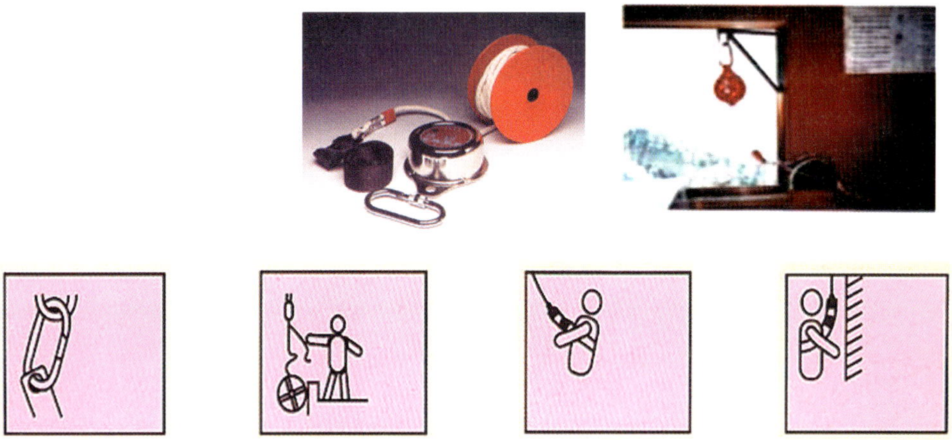

※ 피난 설비(완강기) : 불이 났을 경우 창문 등에 설치된 지지대에 완강기 고리를 걸어 스스로의 몸무게에 의해 피난할 수 있도록 한 기구

그림 31. 피난 설비(완강기)

출처:소방청.(2019).국가화재안전기준 해설서.

NOTE

2. 시설안전 관리활동

1) 설비별로 월별 혹은 반기별로 시설과에서 점검
2) 소화설비 앞에 물건 방치 금지 등
3) 스프링클러 아래에 물품 적재시 헤드로부터 반경 60cm 이상 확보
4) 방화셔터 아래 물건적재 금지
5) 대피로 점검: 대피로에 린넨 보관, 쓰레기통, 의료기기, 이동용 침대 등 불필요한 장애물 치우기
6) 비상구 출입문: 계단을 출입하는 여닫이 방화문은 항상 닫혀 있음 (방화문 앞 물건적재 금지)

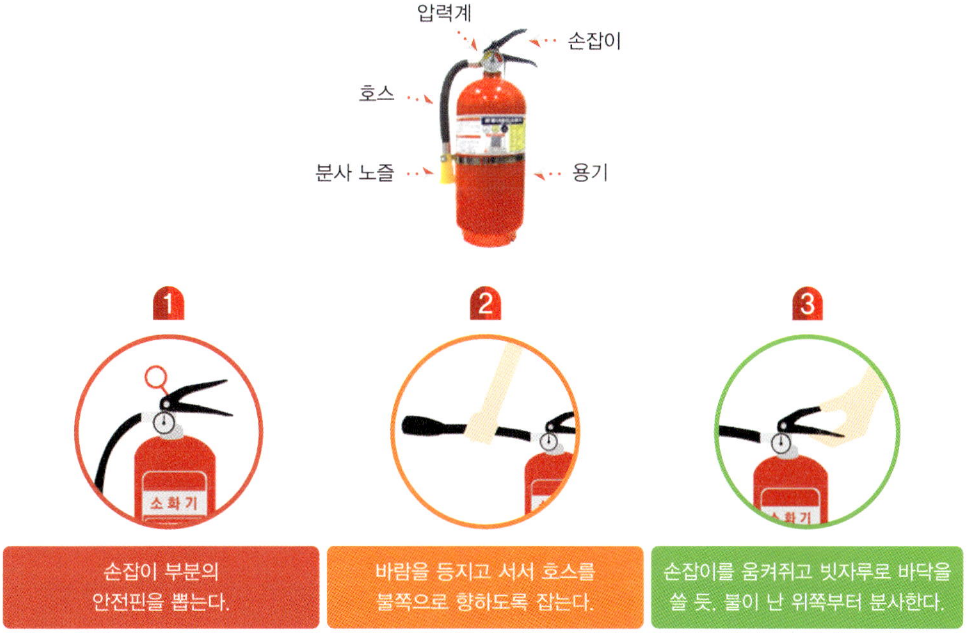

그림 32. 소화기 사용법

출처:소방청.(2019).국가화재안전기준 해설서.

NOTE

3. 환자유형별 대피

[환자유형별로 스티커를 환자 인식 밴드에 부착] 입원 시 환자유형별로 스티커를 환자인식 밴드에 부착하며 군과 동일한 수를 적용한다.

1) 1군 : 자력으로 피난이 가능한 환자 (숫자 1)

대피 요원의 지시에 따라 자력으로 떠난 층으로 대피한다.

2) 2군 : 거동은 자유로우나 자력으로 대피가 곤란한 환자(숫자 2)

움직일 수 있으나 판단력이 부족하여 자력으로 대피가 어려운 어린이, 노약자는 간호사 및 대피요원의 도움을 받아 피난층으로 대피한다.

3) 3군 : 약간의 거동이 가능하며 휠체어 또는 부축이 필요한 환자 (숫자 3)

경환자(부축이 필요한 환자)는 대피요원과 보호자 도움으로 휠체어 또는 부축으로 신속히 떠난 층 및 피난 안전구역으로 대피토록 한다.

4) 4군 : 거동이 불가능하며 침대로 이동이 필요한 환자 (숫자 4)

중환자는 이동 침대 및 들것(사용이 여의치 않을 경우 시트커버, 매트리스)을 이용하고 필요 시 의료진을 동행하여 떠난 층 및 피난 안전구역으로 대피토록 한다.

환자유형별 대피 우선순위

1군 → 2군 → 3군 → 4군

1군	2군	3군	4군
• 자력으로 피난이 가능한 환자	• 거동이 자유로우나 자력으로 대피가 곤란한 환자	• 약간의 거동이 가능, 휠체어 또는 부축이 필요한 환자	• 거동이 불가능하며 침대로 이동이 필요한 환자
• 대피요원 지시에 따라 자력으로 피난층으로 대피	• 어린이, 노약자는 간호사 및 대피요원의 도움으로 피난층 대피	• 경환자(부축이 필요한 환자)는 대피요원과 보호자의 도움으로 피난층 대피	• 중환자는 이동침대 및 들것을 이용 의료진을 동행 피난층으로 이동

[환자 유형별 대피계획에 의해 환자유형 사전 구분]

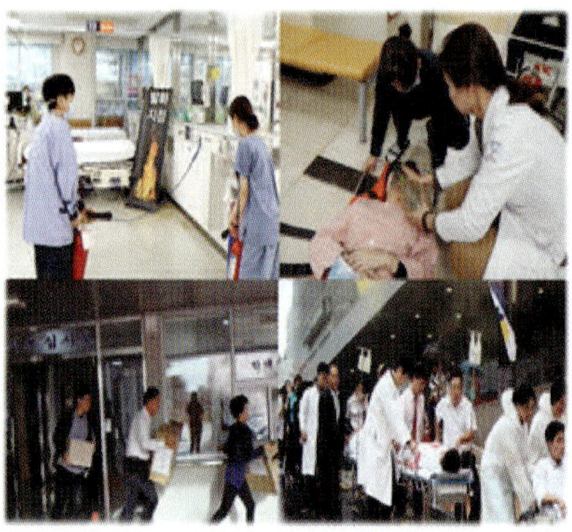

[직원들의 각 역할별 업무분담 및 임무수행]

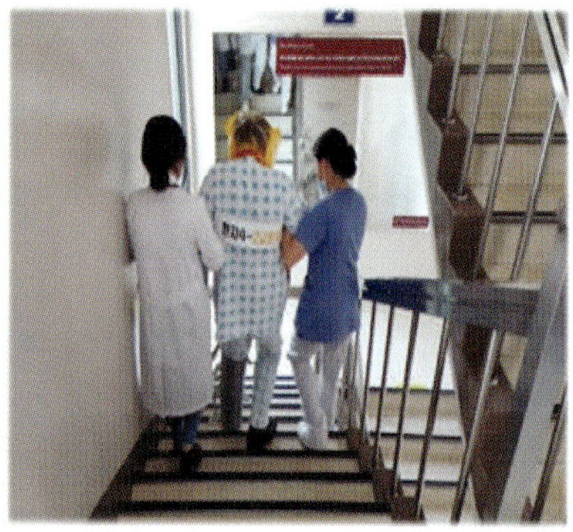

[가까운 출입구, 비상계단을 이용 대피, 유도(반복)]

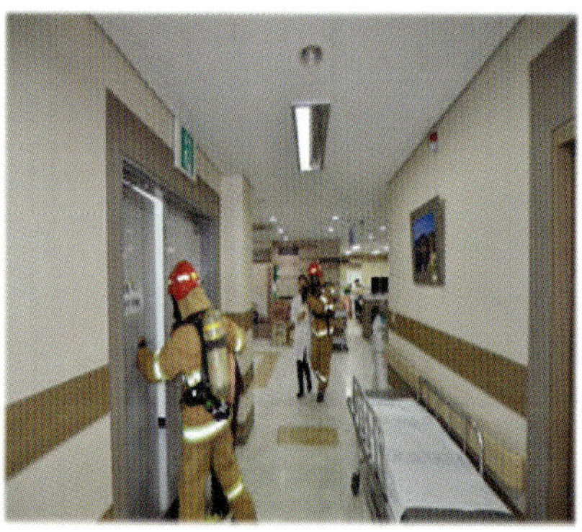

[환자 현황 및 내부상황을 관계자(소방관)에게 제공]

그림 33. 환자 유형별 대피계획

출처:최희정 외(2019). 지역사회간호학2. 현문사.

NOTE

4. 화재안전 관리활동

옥내소화전 사용법

1. 소화전함을 열어 호스를 꺼낸 후
2. 두 손으로 관창을 잡고 불이 난 곳까지 호스를 전개한 다음
3. 발화지점 도착시 소화전 밸브를 왼쪽으로 돌려 개방하고 불을 끈다.
   이때 주의할 점은 호스가 꼬이지 않도록 곧게 전개한다. 수압에 의해 관창이 요동을 치면서 부상당할 수 있으므로 관창을 힘주어 잡는다.
4. 환자 대피유도
   - 화재발생 사실이 전파되면, 화재 발생장소에서 가장 가까운 출입구, 비상계단을 이용하도록 대피, 유도한다.
   - 현 위치가 화재장소 상층이면 옥상으로, 하층이면 외부로 대피 유도
   - 근무지에서 가까운 대피경로 (출입구, 비상계단 등)을 사전에 알아둔다.
   - 화상환자 : 응급처치 후 전문병원으로 후송

1) 화재발생 시 대피방법

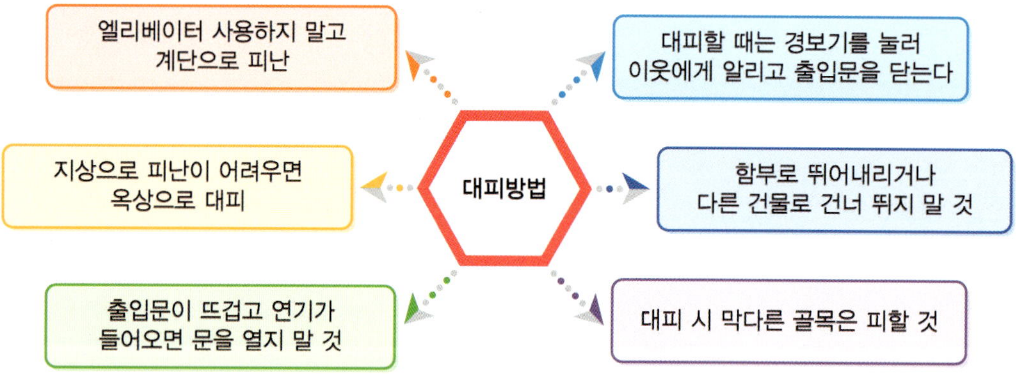

그림 34. 화재발생 시 대피방법

출처:제25회 국민안전 119 소방정책 컨퍼런스(2013). 소방활동 안전사고 예방대책에 관한 연구.

2) 화재 발생 시 행동요령

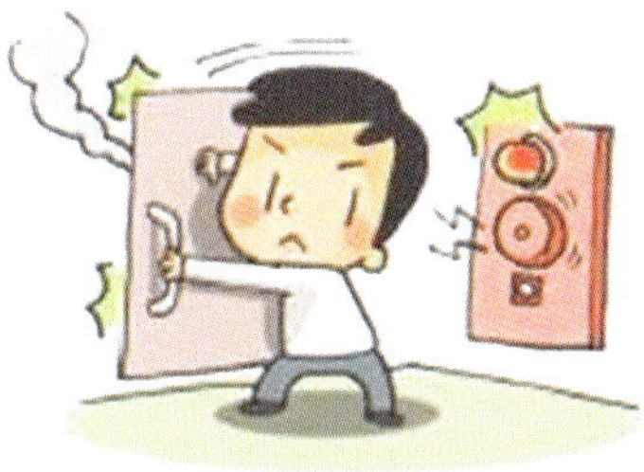

'불이야' 외치고, 화재경보 비상벨 누름

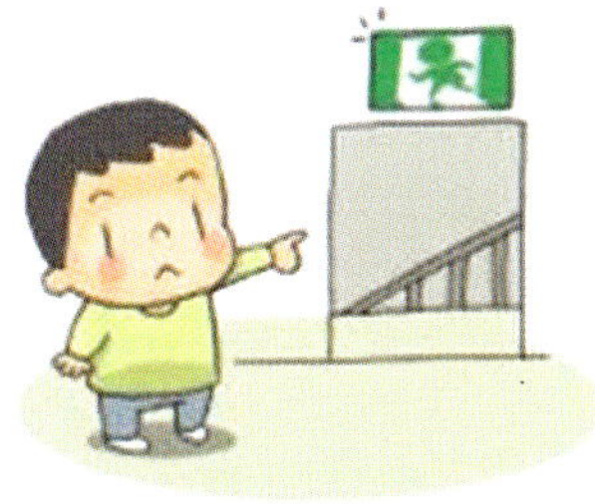

계단을 이용해 옥상 또는 밖으로 대피

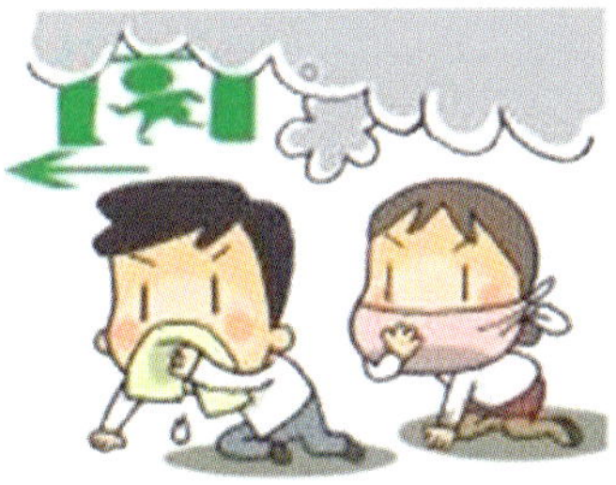

젖은 수건으로 입을 막고 자세를 낮춤

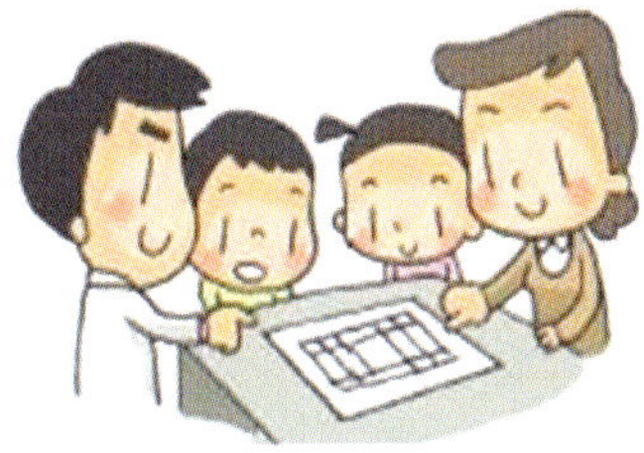

대피 후 반드시 인원파악 실시

그림 35. 화재 발생 시 행동요령

출처:소방청(2019). 국가화재안전기준 해설서.

화재가 발생하였을 때 사망 중 60% 이상이 가스와 연기로 인한 질식사망이고 약 20% 정도만이 불로 인해 사망하게 됩니다. 화재발생 시 행동방법에 대하여 설명하세요..

1. 문밖에 연기와 화기가 없다고 생각이 들 때에는, 어깨로 문을 떠받친 다음 문 반대방향으로 고개를 돌리고 숨을 멈춘 후, 몸을 낮추어 조심해서 비상구나 출입문을 열고 대피합니다.
2. 연기 속을 통과 할 때에는 수건 등을 물에 적셔서 입과 코를 막고, 숨을 짧게 쉬며 낮은 자세로 엎드려 신속하게 대피합니다.
3. 고층건물이나 지하에서 화재가 발생하였을 때에는 대피유도자(있는 경우) 지시에 따르거나, 통로의 벽을 손으로 짚으며, 유도등을 따라 낮은 자세로 엎드려 신속하게 대피해야 합니다. 대피자가 많을 경우 앞사람의 옷 등을 잡고 대피합니다.
4. 피난시설 (피난기구) 없이 아래층으로 대피할 때는 커튼 등으로 줄 만들어 타고 내려 갈 수도 있습니다.
5. 건물 외부로 대피한 사람은 귀중품 등이 실내에 있더라도 이를 꺼내기 위해 절대로 건물 안으로 진입해서는 안 됩니다.
6. 아래층으로 대피가 불가능 할 때는 옥상으로 대피하여 구조를 기다려야하며, 반드시 바람을 등지고 구조를 기다려야 합니다.
7. 화염을 통과하여 대피할 때에는 물을 적신 담요 등을 뒤집어 쓰고 신속히 안전한 곳으로 대피하여야 합니다.

8 고층건물에 화재가 발생 하였을 때에는 엘리베이터를 절대로 이용하여 서는 안되고 계단을 이용하여 대피하여야 합니다.

생각하기

NOTE

NOTE

부록

부록 01

환자안전법

[시행 2016.7.29.] [법률 제13113호, 2015.1.28., 제정]

제1조 (목적) 이 법은 환자안전을 위하여 필요한 사항을 규정함으로써 환자의 보호 및 의료 질(質) 향상에 이바지함을 목적으로 한다.

제2조 (정의) 이 법에서 사용하는 용어의 뜻은 다음과 같다.

1. '환자안전사고'란 「보건의료기본법」 제3조 제3호의 보건의료인 (이하 '보건의료인'이라 한다)이 환자에게 보건의료서비스를 제공하는 과정에서 환자안전에 보건복지부령으로 정하는 위해(危害)가 발생하였거나 발생할 우려가 있는 사고를 말한다.
2. '환자안전활동' 이란 국가, 지방자치단체, 「보건의료기본법」 제3조제4호의 보건의료기관(이하 '보건의료기관'이라 한다), 보건의료인, 환자 및 환자의 보호자가 환자안전사고의 예방 및 재발 방지를 위하여 행하는 모든 활동을 말한다.

제3조 (국가와 지방자치단체의 책무)

① 국가와 지방자치단체는 환자안전 및 의료 질 향상을 위한 시책을 마련하여 추진하여야 한다.

② 국가와 지방자치단체는 환자안전활동에 필요한 제도적 기반을 마련하여야 한다.

③ 국가와 지방자치단체는 보건의료기관, 보건의료인, 환자 및 환자의 보호자가 행하는 환자안전활동에 필요한 행정적 · 재정적 지원을 할 수 있다.

④ 국가와 지방자치단체는 환자안전활동에 환자의 참여를 촉진하기 위하여 노력하여야 한다.

제4조 (보건의료기관의 장과 보건의료인의 책무)

① 보건의료기관의 장과 보건의료인은 환자안전 및 의료 질 향상을 위하여 국가와 지방자치단체의 시책을 따라야 한다.

② 보건의료기관의 장과 보건의료인은 환자안전사고가 발생하지 아니하도록 시설 · 장비 및 인력을 갖추고, 필요한 의무를 다하여야 한다.

③ 보건의료기관의 장과 보건의료인은 환자안전활동에 환자와 환자의 보호자가 참여할 수 있도록 노력하여야 한다.

제5조 (환자의 권리와 책무)

① 모든 환자는 안전한 보건의료(「보건의료기본법」 제3조제1호의 보건의료를 말한다. 이하 같다)를 제공받을 권리를 가진다.

② 환자와 환자의 보호자는 환자안전활동에 참여하여야 한다.

제6조 (다른 법률과의 관계)

① 환자안전에 관하여 다른 법률에 특별한 규정이 있는 경우를 제외하고는 이 법에서 정하는 바에 따른다.

② 환자안전에 관한 다른 법률을 제정하거나 개정할 때에는 이 법의 취지에 부합하도록 하여야 한다.

제7조 (환자안전종합계획의 수립 등)

① 보건복지부장관은 환자안전 및 의료 질 향상을 위하여 관계 중앙행정기관의 장과 협의하여 환자안전종합계획(이하 이 조에서 '종합계획'이라 한다)을 5년마다 수립하고 이를 시행하여야 한다.

② 종합계획에는 다음 각 호의 사항을 포함하여야 한다.

1. 환자안전활동의 기본 목표 및 추진방향
2. 환자안전활동의 추진계획 및 추진방법
3. 환자안전활동의 실태 파악, 제16조에 따른 보고 · 학습시스템의 운영 및 관리
4. 환자안전활동을 위한 기술의 연구 · 개발, 전문인력의 양성 및 지원
5. 제9조에 따른 환자안전에 관한 기준
6. 환자와 환자 보호자의 환자안전활동 참여 방안
7. 그 밖에 보건복지부령으로 정하는 환자안전활동에 필요한 사항

③ 보건복지부장관은 종합계획을 수립하기 위하여 관계 기관 · 법인 · 단체의 장에게 종합계획의 수립에 필요한 자료의 제출을 요청할 수 있다. 이 경우 관계 기관 · 법인 · 단체의 장은 정당한 사유가 없으면 이에 따라야 한다.

④ 보건복지부장관은 종합계획을 확정한 후 지체 없이 국회에 보고하여야 한다.

⑤ 보건복지부장관은 5년마다 환자안전에 관한 백서를 발간하여 공표하여야 한다.

⑥ 종합계획은 「보건의료기본법」 제15조에 따른 보건의료발전계획과 연계하여야 한다.

제8조 (국가환자안전위원회)

① 환자안전에 관한 다음 각 호의 사항을 심의하기 위하여 보건복지부에 국가환자안전위원회(이하 이 조에서 '위원회'라 한다)를 둔다.

1. 환자안전 및 의료 질 향상을 위한 주요 시책
2. 환자안전사고 예방 및 재발 방지에 관한 사업계획 및 추진방법
3. 제14조제1항에 따른 환자안전사고 보고내용의 분석 결과 활용 및 공개
4. 그 밖에 환자안전에 관한 중요사항으로 위원장이 심의가 필요하다고 판단한 사항

② 위원회는 위원장 1명을 포함한 15명 이내의 위원으로 구성한다.

③ 위원회의 위원장은 보건복지부차관으로 하고, 위원회의 위원은 다음 각 호의 사람 중에서 보건복지부장관이 임명 또는 위촉한다.

1. 「의료법」 제28조에 따른 의사회 · 치과의사회 · 한의사회 · 조산사회 · 간호사회 및 같은 법 제52조에 따른 의료기관단체에서 추천한 사람
2. 노동계, 「비영리민간단체지원법」 제2조의 비영리민간단체, 「소비자기본법」 제29조에 따른 소비자단체에서 추천한 사람
3. 환자안전에 관한 학식과 경험이 풍부한 사람
4. 보건복지부 소속 3급 이상 공무원 또는 고위공무원단에 속하는 공무원 4 위원회는 매년 1회 이상 개최하여야 한다.
5. 위원회의 효율적인 운영을 위하여 분과위원회를 둘 수 있다.
6. 위원회 및 분과위원회의 구성 · 운영과 그 밖에 필요한 사항은 대통령령으로 정한다.

제9조 (환자안전기준)

① 보건복지부장관은 대통령령으로 정하는 바에 따라 보건의료기관의 시설 · 장비 · 관리체계, 보건의료인의 환자안전을 위한 준수 사항 등 환자안전에 관한 기준(이하 이 조에서 '환자안전기준'이라 한다)을 정하여야 한다.

② 보건의료기관의 장과 보건의료인은 환자안전활동 시 환자안전기준을 준수하여야 한다.

제10조 (환자안전지표)

① 보건복지부장관은 환자안전 및 의료 질 향상과 관련한 수행 정도를 측정 · 점검할 수 있는 평가기준 등을 제시하는 지표(이하 '환자안전지표'라 한다)를 개발하여 보급하여야 한다.

② 환자안전지표의 개발 및 보급에 필요한 사항은 보건복지부령으로 정한다.

제11조 (환자안전위원회)

① 보건복지부령으로 정하는 일정 규모 이상의 병원급 의료기관은 환자안전 및 의료 질 향상을 위하여 환자안전위원회(이하 이 조에서 '위원회'라 한다)를 설치 · 운영하여야 한다.

② 위원회는 다음 각 호의 업무를 심의한다.

1. 환자안전사고의 예방 및 재발 방지를 위한 계획 수립 및 시행
2. 제12조에 따른 환자안전 전담인력의 선임 및 배치
3. 보건의료기관의 의료 질 향상 활동 및 환자안전체계 구축 · 운영
4. 제14조제1항에 따른 보고를 한 보고자 및 보고내용의 보호
5. 환자와 환자 보호자의 환자안전활동 참여를 위한 계획 수립 및 시행
6. 그 밖에 보건복지부령으로 정하는 환자안전활동에 필요한 사항 3 위원회의 구성 · 운영과 그 밖에 필요한 사항은 보건복지부령으로 정한다.

제12조 (전담인력)

① 보건복지부령으로 정하는 일정 규모 이상의 병원급 의료기관은 환자안전 및 의료 질 향상에 관한 업무를 전담하여 수행하는 환자안전 전담인력 (이하 '전담인력'이라 한다)을 두어야 한다.

② 전담인력은 다음 각 호의 업무를 수행한다.

1. 환자안전사고 정보의 수집 · 분석 및 관리 · 공유
2. 환자안전사고 예방 및 재발 방지를 위한 보건의료인 교육
3. 환자와 환자 보호자의 환자안전활동을 위한 교육
4. 그 밖에 보건복지부령으로 정하는 환자안전활동

③ 보건복지부장관은 전담인력을 두고 있는 보건의료기관에 그 운영에 필요한 경비를 지원할 수 있다. 4 전담인력의 자격 및 배치기준 등은 보건복지부령으로 정한다.

제13조 (환자안전활동에 관한 교육)

① 전담인력은 환자안전활동에 관한 교육을 정기적으로 받아야 한다.

② 보건복지부장관은 제1항에 따른 정기 교육 외에 환자안전을 위하여 필요한 경우에는 전담인력이나 보건의료인에게 환자안전활동에 관한 교육을 받을 것을 명할 수 있다.

③ 보건복지부장관은 제1항 및 제2항에 따른 교육을 관계 전문기관 등에 위탁하여 실시할 수 있다.

④ 제1항부터 제3항까지에 따른 교육의 방법 · 시간 · 내용, 위탁 등에 필요한 사항은 보건복

지부령으로 정한다.

제14조 (환자안전사고의 자율보고 등)

① 환자안전사고를 발생시켰거나 발생한 사실을 알게 된 보건의료인이나 환자 등 보건복지부령으로 정하는 사람(이하 '보고자'라 한다)은 보건복지부장관에게 그 사실을 보고할 수 있다.

② 제1항에 따른 보고(이하 '자율보고'라 한다)를 환자안전사고를 발생시킨 사람이 한 경우에는 「의료법」 등 보건의료 관계 법령에 따른 행정처분을 감경하거나 면제할 수 있다.

③ 자율보고에 포함되어야 할 사항과 보고의 방법 및 절차 등은 보건복지부령으로 정한다.

제15조 (환자안전지표 개발을 위한 자료의 요청)

① 보건복지부장관은 환자안전지표의 개발을 위하여 보건복지부령으로 정하는 자료를 다음 각 호의 기관의 장에게 요청할 수 있다.

1. 「국민건강보험법」에 따른 국민건강보험공단
2. 「국민건강보험법」에 따른 건강보험심사평가원
3. 「의료사고 피해구제 및 의료분쟁 조정 등에 관한 법률」에 따른 | 한국의료분쟁조정중재원
4. 「소비자기본법」에 따른 한국소비자원
5. 그 밖에 환자안전에 관한 자료를 보유하고 있는 대통령령으로 정하는 기관 2 제1항에 따른 요청을 받은 기관의 장은 정당한 사유가 없으면 이에 협조하여야 한다.

제16조 (환자안전사고 보고 · 학습시스템 등)

① 보건복지부장관은 환자안전을 위하여 자율보고가 된 환자안전사고에 관한 정보 및 제15조에 따라 수집한 자료의 조사 · 연구와 그 공유에 필요한 환자안전사고 보고 · 학습시스템(이하 이 조에서 '보고학습시스템'이라 한다)을 구축하여 운영하여야 한다.

② 보건복지부장관은 환자안전사고가 새로운 유형이거나 환자안전에 중대한 위해가 발생할 우려가 있는 등 보건복지부령으로 정하는 사유가 발생한 경우에는 주의경보를 보건의료기관에 발령하여야 한다.

③ 보건복지부장관은 제2항에 따른 주의경보 발령을 위하여 자율보고를 한 보고자가 아닌 다음 각 호의 자에게 자료의 제출이나 의견의 진술 등 필요한 협조를 요청할 수 있다.

1. 의약품 또는 의료기기를 제조 · 수입 또는 판매하는 자

2. 보건의료기관의 시설이나 장비의 설치자 및 관리자

3. 보건의료인 또는 보건의료기관의 개설자

④ 제3항에 따라 자료의 제출이나 의견의 진술 등을 요청받은 자는 이에 따라야 한다.

⑤ 보건복지부장관은 보고학습시스템의 운영을 대통령령으로 정하는 바에 따라 전문기관에 위탁할 수 있다.

⑥ 보건복지부장관은 보고학습시스템의 운영을 위탁받은 전문기관에 대하여 대통령령으로 정하는 바에 따라 그 운영에 필요한 경비의 전부 또는 일부를 지원할 수 있다.

⑦ 보고학습시스템의 구축·운영과 위탁 및 경비지원 등에 필요한 사항은 보건복지부령으로 정한다.

제17조 (자율보고의 비밀 보장 등)

① 보건복지부장관은 자율보고를 한 보고자의 의사에 반하여 그 보고자의 정보를 공개할 수 없으며, 자율보고를 한 환자안전사고가 발생한 보건의료기관의 경우에는 그 보건의료기관의 장의 의사에 반하여 해당 보건의료기관의 정보를 공개할 수 없다.

② 자율보고가 된 환자안전사고에 관한 정보 및 제15조에 따라 수집한 자료는 보건복지부령으로 정하는 검증을 한 후에는 반드시 개인식별이 가능한 부분을 삭제하여야 한다.

③ 환자안전사고의 정보 수집·분석 및 주의경보 발령 등의 업무에 종사하거나 종사하였던 사람은 직무상 알게 된 비밀을 다른 사람에게 누설하거나 직무 외의 목적으로 사용하여서는 아니 된다.

④ 보건의료기관의 장은 해당 보건의료기관에 속한 자율보고를 한 보고자에게 그 보고를 이유로 해고, 전보나 그 밖에 신분이나 처우와 관련하여 불리한 조치를 할 수 없다.

제18조 (벌칙)

① 제17조제3항을 위반하여 비밀을 누설하거나 직무 외의 목적으로 사용한 사람은 3년 이하의 징역 또는 3천만원 이하의 벌금에 처한다.

② 제17조제4항을 위반하여 자율보고를 한 보고자에게 불리한 조치를 한 사람은 2년 이하의 징역 또는 2천만원 이하의 벌금에 처한다.

부칙 〈제13113호, 2015.1.28.〉

이 법은 공포 후 1년 6개월이 경과한 날부터 시행한다.

부록 02 의료의 질 관련 용어

Quality 질

특별한 서비스, 치료절차, 진단, 임상문제에 따른 예기된 결과에 대하여 현존 수용가능한 성취 정도, 질은 여러 가지 측면을 갖는 하나의 개념이므로 주위상황이나 대상에 따라 서로 다른 질적 기준을 충족시켜야 한다.

COPQ Cost of Poor Quality

낮은 질로 인해 발생하는 비용 첫 번째 단계에서 정확하게 수행되지 못했을때 발생하는 비용

Cost Containment 비용절감

의료비용을 감소시키기 위한 시도로 의료이용도 조사, 계획수립의 개선, 책임의 강화 등

Technology assement 기술평가

약재, 진단기기, 수술기기 등고 같은 의료기술의 효과, 안전성, 수용성, 비용 등을 체계적으로 평가하는 것 기술평가는 일종의 사용허가를 주기 때문에 기술의 사용을 점검하는 QI보다 먼저 이루어져야 한다.

Criteria 세부기준

현존 지식과 경험을 토대로 지표를 평가할 수 있는 객관적인 기준

Standard 표준

의료의 질과 적정성을 포함하여 설정된 세부기준을 기초로 한 달성가능한 성과의 기대수준

Indicator 평가지표

진료서비스시가 표준에 부응하는지 여부를 평가하고 관찰할 수 있는 측정 가능한 지표

QC Quality Control

질의 일정 수준을 표준(standard)으로 선정한 후, 특정 의료서비스가 표준에 도달했는지를 평가하고 감시하는것. 의료인에 대한 외부통제를 연상시키기 때문에 의료계에서는 QC용어를 거의 사용하지 않고 있으며 중립적인 의미로서 질 평가 QA(Quality Assurance)라는 용어

를 대신하여 사용

QA Quality Assurance

의료서비스의 질을 평가하고 그 문제점을 개선하려 질을 향상시키는 관리기법 1990년 이후 미국에서는 QA와 AI를 함께 사용하고 있다.

TQM Total Quality Management CQI Continuous Quality Improvement

총체적질관리, 지속적 질향상

TQM 총체적 질관리는 과정, 결과, 서비스 전반에 지속적 향상을 추구하는 질관리 기법

CQI는 TQM과 동시에 쓰이는 용어로 질 평가와 질향상을 지속적으로 시행되어야 함을 강조

PI Performance Improvement

PI는 특별한 프로세스나 절차의 산출물을 측정하고, 절차나 과정을 수정하여 산출물을 증가시키고, 효율과 효과를 높이는 대 초점을 둠

Risk Management 위기관리

환자와 직원의 위험을 최소화하는 실무차원의 통합적인 관리프로그램

Clinical Review 임상부문평가

환자에게 제공된 진료와 서비스를 포함하여 진료결과를 평가하는 활동

Non Clinical Review 비임상부문평가

재무, 인력, 건물, 시간, 의료장비 등 자원의 적절성과 활용도를 평가하는 활동

Ultilization Review 의료이용도 조사

재정, 인력, 건물, 시간, 의료장비 등 자원의 적절성과 활용도를 평가하는 활동

Critical Pathway 표준진료지침

질병별로 표준적인 진료 방법과 절차를 적어 놓은 안내서

부록 03

안전 관련 용어

환자안전 Patient safety

의료에 의해 발생되는 우연한 또는 예방 가능한 손상이 없는 것

환자안전사고

질병의 자연경과와 관계없이 발생한 환자안전을 위협하는 사고로 정의되며, '위해사건(Adverse event)'과 '의료오류(Medical error)'를 포괄하는 개념

의료오류 Medical error

의료제공 과정에서 계획한 활동을 의도한 대로 성취하지 못했거나 목표달성을 위한 계획을 잘못 수립한 경우로, 환자에게 위해를 입혔거나 입히지 않은 결과를 모두 포함하는 포괄적 의미

근접오류 Near Miss

문제 발생 전에 발견되어 환자에게 해를 끼치지는 않았으나 재발했을 경우 중대한 위해를 초래할 수 있는 프로세스상의 오류

위해사건 Adverse accident

환자가 가지고 있는 질병이 아닌 의학적인 처치에 의하여 발생한 손상으로, 환자의 치료과정 중 발생한 상해, 낙상, 투약오류 증 예상하지 못한 좋지 않은 상황을 말함

적신호사건 Sentinel event

환자에게 사망이나 심각한 손상을 입힌 위해사건을 의미

뾰족한 끝 Sharp end

환자와 직접 접촉하는 사람 또는 의료시스템의 부분

뭉뚝한 끝 Blunt end

환자와 직접 접하지는 않으나 뾰족한 끝에서 환자와 접촉하는 사람들과 장비에 영향을 끼치는 여러단계의 의료시스템을 의미. 뾰족한, 뭉뚱한과 같은 의미는 가시적 실패(Active failure)와 잠재적 상태(Latent condition)와 대략 일치한다.

부록 04 안전사고 관련 용어

의료사고

의사의 잘못을 떠나서 의료기관에서 의료행위 즉환자의 진단, 검사 치료 등의 과정에서 발생하고 있는 환자의 신체의 손상 또는 죽음에 이르게 하는 사고로 정의 (서울지법 1996.9.18, 선고 94가합101443 판결)

의료사고의 요건

- 의료에 관계되는 장소에서 일어난 사고여야만 하며, 병원 내에서 뿐만 아니라 의사의 외래 진료 시에 발생한 사고, 응급구조차 안에서 발생한 사고도 의료사고에 해당한다.
- 의료진의 진료행위가 시작된 후에 발생한 사고여야 하며, 진료행위가 개시되었다면 그 이후에 진료행위가 종료될 때까지의 모든 과정을 걸쳐 발생하는 사고이다.
- 인신사고에만 해당된다. 환자의 신체의 손상이나 죽음에 이르게 하는 경우를 말하며, 그 외의 사고는 의료사고에 해당되지 않는다.

의료과오

의료행위에 필요한 주의의무를 다하지 못하여 발생한 의료사고만을 가리켜 의료과오라 한다. 의료인이 의료행위를 수행함에 있어서, 당시의 의학지식 또는 의료기술의 원칙에 준하는 업무상 필요로 하는 주의의무를 게을리하여 환자에게 적절치 못한 결과를 초래한 것이다. 의료과오에는 다음과 같은 범주들이 포함된다. 투약 오류(Medication error), 수술 오류(Surgical error), 진단 부정확(Diagnostic error), 시스템 오류(System failure), 장비 고장(Equipment failure), 감염(Infections), 수혈 관련 상해(Blood transfusion – related injuries), 이 처방 판독 오류(Misinterpretation of medical orders) 등이 그것이다.

의료과실

의료과오가 있었다는 것이 객관적으로 입증이 되었을 때 적용이 되는 용어이다. 의료행위상 잘못에 대해서 법적으로 비난할 수 있는 일에 대해 사법상 이 사실을 인식할 수 있었음에도 불구하고 부주의로 인식하지 못한 것을 의미. 의료과오에서 과실이 있었던 것이 객관적으로 인정이 되면, 의료인에게는 민/형사 및 행정적 책임이 부과될 수 있다.

부록 05

의료기관 인증(의료기관인증평가원)

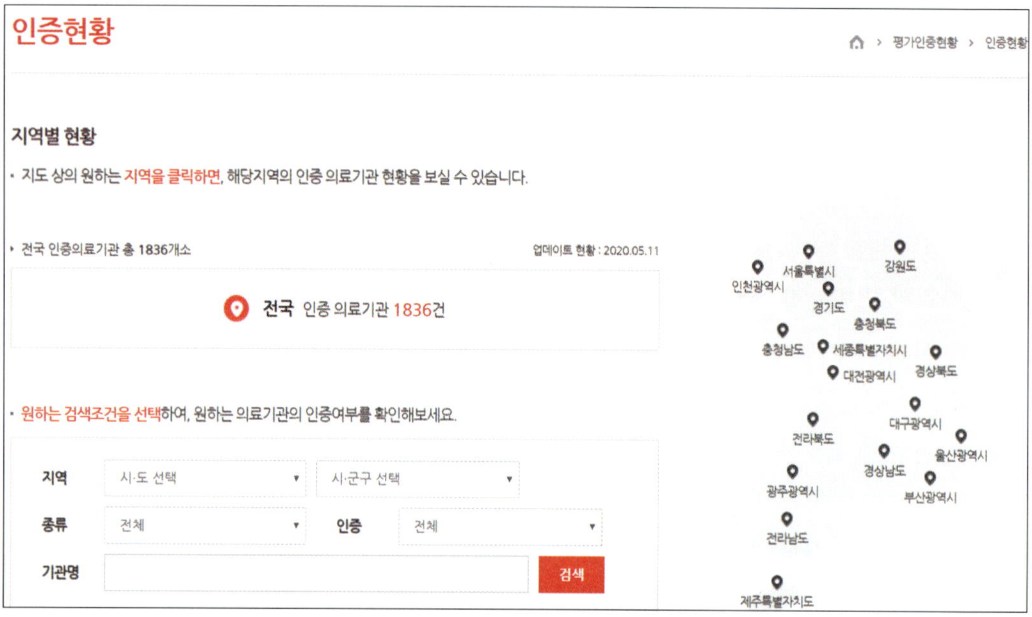

환자안전보고학습시스템. https://www.kops.or.kr/portal/main.do

부록 06 인증평가 기준(요양병원)

1. 인증기준 기본 틀

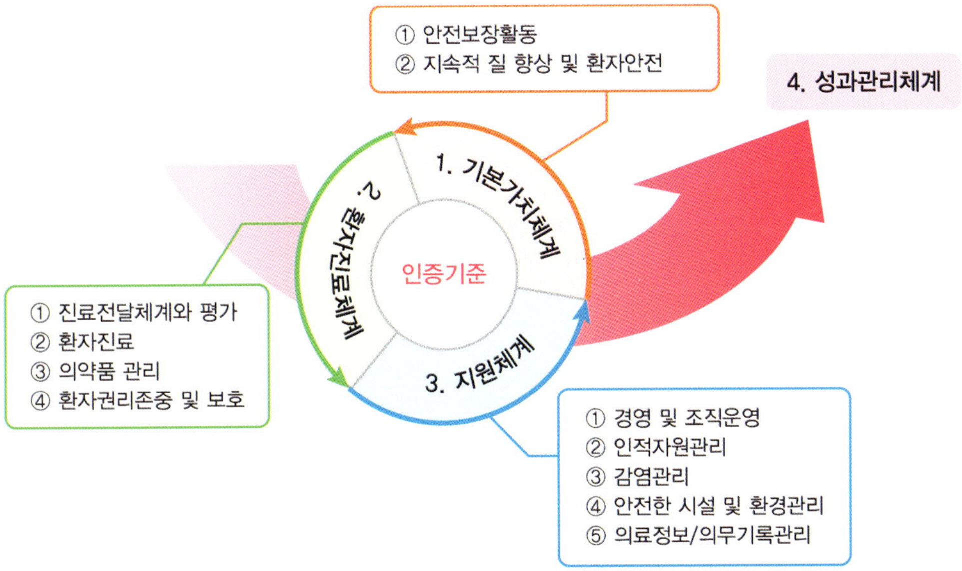

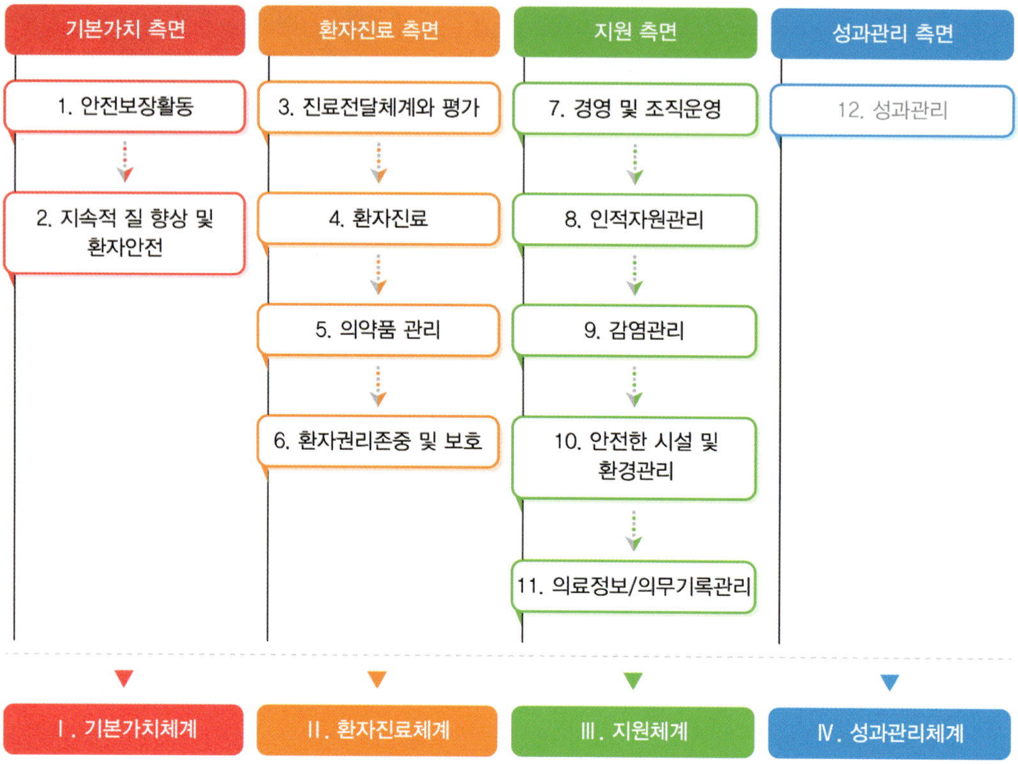
기본가치 측면
1. 안전보장활동
2. 지속적 질 향상 및 환자안전
환자진료 측면
3. 진료전달체계와 평가
4. 환자진료
5. 의약품 관리
6. 환자권리존중 및 보호
지원 측면
7. 경영 및 조직운영
8. 인적자원관리
9. 감염관리
10. 안전한 시설 및 환경관리
11. 의료정보/의무기록관리
성과관리 측면
12. 성과관리
Ⅰ. 기본가치체계
Ⅱ. 환자진료체계
Ⅲ. 지원체계
Ⅳ. 성과관리체계

2. 기준의 구성

조사항목 (S, P, O)		설명
S	System	구조: 규정, 절차, 체계의 수립
P	Process	과정: 계획수립 및 시행, 적격한 자 배치, 개별교육, 숙지, 인지, 수행 정도 확인
O	Outcome	결과(성과): 성과지표 선정하고 결과에 따라 관리

※ 3개 영역/11개 장/33개 범주/54개 기준/241개 조사항목(시범적용 - 조사항목 2개) * ME : Measurable Element, 조사항목 * 괄호( )는 시범 항목 개수

장(Chapter)	범주(Chtegory)	기준(Standard)		ME	등급
Ⅰ. 기본가치체계	7		9	44(1)	
1. 안전보장활동	1.1 환자안전	1.1.1	의료진간 정확한 의사소통	4	정규 · 필수
		1.1.2	낙상예방활동	6	정규 · 필수
		1.1.3	손위생 수행	4	정규 · 필수
	1.2 직원안전	1.2	직원안전 관리활동	6	정규 · 필수
	1.3 화재안전	1.3	화재안전 관리활동	8	정규 · 필수
2. 지속적 질 향상 및 환자안전	2.1 질 향상 및 환자안전 운영체계	2.1	질향상 및 환자안전 운영체계	4	정규
	2.2 질 향상 활동	2.2	질 향상 활동	4(1)	정규
	2.3 환자안전사건보고 · 학습시스템 운영	2.3	환자안전사건보고 · 학습시스템 운영	5	정규
	2.4 의료서비스 만족도 관리	2.4	의료서비스 만족도 관리	3	정규
Ⅱ. 환자진료체계	12		25	118(1)	
3. 진료전달체계와 평가	3.1 진료전달체계	3.1.1	외래환자 등록 절차	3	정규
		3.1.2	입원환자 등록절차	3	정규
		3.1.3	환자담당 의료진 변경 시 정보공유	4	정규
		3.1.4	퇴원 및 전원 절차	4	정규
	3.2 환자평가	3.2	초기평가	5	정규
	3.3 검사체계	3.3.1	검체검사체계	7	정규
		3.3.2	영상검사체계	6	정규
		3.3.3	검사실 안전관리	3	정규
4. 환자진료	4.1 환자진료체계	4.1.1	입원환자 치료계획	6	정규
		4.1.2	통증관리	4	정규
		4.1.3	영양관리	4	정규
		4.1.4	욕창관리	6(1)	정규
	4.2 고위험 환자진료체계	4.2.1	심폐소생술 관리	4	정규
		4.2.2	수혈환자관리	7	정규
		4.2.3	신체보호대관리	7	정규
		4.2.4	말기환자관리	4	정규
	4.3 한방 서비스	4.3	한방 서비스	4	정규
5. 의약품관리	5.1 의약품 보관	5.1	의약품 보관	8	정규
	5.2 처방 및 조제	5.2	처방 및 조제	4	정규
	5.3 투약 및 모니터링	5.3	투약 및 모니터링	6	정규

장(Chapter)	범주(Chtegory)	기준(Standard)		ME	등급
6. 환자권리존중 및 보호	6.1 환자권리존중	6.6.1	환자권리존중	4	정규
		6.1.2	취약환자 권리보호	3	정규
		6.1.3	편의 및 안전시설	5	정규
	6.2 불만고충처리	6.2	불만고충처리	4	정규
	6.3 동의서	6.3	동의서	3	정규
Ⅲ. 지원체계	**14**	**20**		**79**	
7. 경영 및 조직운영	7.1 조직운영	7.1	의료기관 운영방침	3	정규
	7.2 경영관리	7.2	합리적인 의사결정	3	정규
	7.3 의료사회복지체계	7.3	의료사회복지체계	3	정규
8. 인적자원관리	8.1 인사정보관리	8.1	인사정보관리	5	정규
	8.2 직원교육	8.2	직원교육	4	정규
	8.3 법적인력 적정선	8.3	법적인력 적정선	5	정규
9. 감염관리	9.1 감염관리체계	9.1	감염관리체계	3	정규
	9.2 기구관련 감염관리	9.2	의료기구 감염관리	5	정규
		9.2.2	기구세척·소독·멸균관리	6	정규
	9.3 부서 감염관리	9.3.1	내시경실 및 인공신장실 감염관리	6	정규
		9.3.2	조리장 감염관리	5	정규
		9.3.3	세탁물관리	3	정규
	9.4 감염성질환 관리	9.4	감염성질환 관리	2	정규
10. 안전한 시설 및 환경관리	10.1 시설환경 안전관리체계	10.1	시설환경 안전관리체계	4	정규
	10.2 시설환경 안전관리	10.2.1	설비시스템관리	4	정규
		10.2.2	보안관리	2	정규
		10.2.3	위험물질 관리	3	정규
		10.2.4	의료기기 관리	3	정규
11. 의료정보/의무기록관리	11.1 의료정보/의무기록관리	11.1	의료정보/의무기록관리	5	정규
	11.2 의무기록 완결도 관리	11.2	의무기록 완결도 관리	5	정규
계	**33**	**54**		**241(2)**	

3. 조사항목 판정기준

- 상/중/하 – 상 : 조사항목(ME)의 충족률이 80% 이상으로 10점 – 중 : 조사항목(ME)의 충족률이 60% 이상 ~ 80%미만으로 5점 – 하 : 조사항목(ME)의 충족률이 60% 미만으로 0점
- 유/무 – 유 : 조사항목(ME)의 충족률이 100%로 10점 – 무 : 조사항목(ME)의 충족률이 100%미만으로 0점

<table>
<tr><th rowspan="2">등급</th><th rowspan="2">1. 필수항목</th><th colspan="3">조사항목 평균 점수</th><th rowspan="2">비고</th></tr>
<tr><th>2. 전체</th><th>3. 기준별</th><th>4. 장별</th></tr>
<tr><td>인증</td><td>무 또는 하 없음</td><td>8점 이상</td><td>모든기준 5점이상</td><td>모든 장 7점이상</td><td>1~4 모든 조건 충족해야 함</td></tr>
<tr><td>불인증</td><td>무 또는 하 1개이상</td><td>7점 미만</td><td>5점 미만 3개 이상</td><td>7점 미만 1개 이상</td><td>1~4 중에서 한 개라도 해당되면 불인증</td></tr>
<tr><td>조건부인증</td><td colspan="5">필수 항목에서 '무' 또는 '하'가 없으면서, 조사항목 평균점수(전체, 기준별, 장별)가 인증과 불인증에 해당되지 않는 모든 경우</td></tr>
</table>

4. 예시

의료진은 안전사고 예방을 위해 정확하게 의사소통한다.

조사항목

	조사항목	조사방법	구분	조사결과
1	의료진의 정확한 의사소통을 위한 규정이 있다.	DR	S	□상 □중 □하
2	구두처방을 정확하게 수행한다.	IT	P	□상 □중 □하
3	필요시처방(p,r,n)을 정확하게 수행한다.	IT	P	□상 □중 □하
4	혼돈하기 쉬운 부정확한 처방 관련 절차를 정확하게 수행한다.	IT	P	□상 □중 □하

부록 07

환자안전예방지도사1급 실전 예상 100문제

01 보건산업 환경의 변화 중 패러다임의 변화에 대한 설명으로 올바르지 않는 것은?

① 질 높고 고급화된 보건 의료 서비스 수요 증가
② 노인에 대한 보건의료서비스의 수요 급증
③ 국민생활 수준의 전반적인 향상
④ 건강에 대한 관심 증가로 건강관리서비스 수요증가

02 보건의료 산업의 미래 전망으로 올바른 것을 모두 고르시오.

가. 고부가가치 산업
나. 치료강화를 통한 만족도 상승
다. 의료서비스 산업 증가
라. 높은 취업유발 효과

① 가, 나
② 가, 다
③ 나, 다, 라
④ 가, 다, 라

03 보건의료 패러다임 변화 추세 내용으로 올바르지 않는 것은?

	before		after
①	공급자 중심	중점	환자 중심
②	중앙-병원 중심	관리	탈중앙-지역커뮤니티
③	단일의약	접근형태	맞춤의약
④	예방중심	목적	치료중심

04 보건산업환경의 변화 추세 중 의료시장의 개방과 보건의료산업 경제의 국제화 요구에 관한 내용으로 올바르지 않은 것은?

① WTO체계의 출범과 OECD 가입과 함께 의료시장 개방으로 글로벌 경쟁시대 돌입
② 대기업의 의료 사업 진출
③ 기업의 품질중심 경영기법 병원 서비스품질에 도입
④ 우수 인력확보를 위한 자본투자와 병원의 대형화, 고급화

05 보건의료시장의 문제점으로 옳지 않은 것은?

① 개인정보 보호 및 보안강화가 필수적이다.
② 건강관리 서비스 법 및 의료기간관 표준의료정보화 등 미비로 인해 본격적인 서비스 창출이 어렵다.
③ 국내 상황에 맞게 유전정보 금지법 제정이 필요하다.
④ 공급자 중심의 의료로 치료의 질이 떨어진다.

06 보건의료가 갖추어야 할 이상적인 6가지 요건으로 올바른 것을 모두 고르시오.

가. 안전성　　나. 효율성
다. 접근성　　라. 형평성

① 가, 다　　② 가, 나, 다
③ 가, 나, 라　　④ 가, 다, 라

07 보건의료가 갖추어야 할 이상적인 요건에 대한 항목과 설명이 올바른 것은?

① 안전성 : 환자를 돕기 우해 제공된 의료가 환자에게 상해를 입히지 않도록 하는 것
② 적시성 : 불필요한 자원의 낭비를 막는 것
③ 효율성 : 필요한 서비스를 불필요한 지연 없이 제공하는 것
④ 효과성 : 동일한 수준의 의료서비스를 제공하는 것

08 **보건의료가 갖추어야 할 이상적인 조건 중 환자중심성에 대한 설명으로 올바른 것은?**

① 편익이 기대되는 환자에게 과학 지시에 근거한 의료서비스를 제공하는 것
② 환자가 자신의 의료에 대해 결정하고 참여하는데 필요한 교육과 지원을 보장하는 것
③ 필요한 서비스를 불필요한 지연 없이 제공하는 것
④ 성별, 민족, 지리적 위치, 사회경제적 수준과 같은 개인 특성에 관계없이 의료 서비스를 제공하는 것

09 **보건의료 산업에 관한 내용으로 올바르지 않는 것은?**

① 질병의 치료와 건강의 유지 및 증진과 관련된 재화 및 서비스의 생산과 유통을 담당하는 사업이다.
② 건강을 증진시킬 수 있는 모든 제품과 서비스를 관련 산업 분야로 포함한다.
③ 관련된 산업 분야로 의료서비스, 의약품산업, 의료기기 산업을 포함한다.
④ 의료서비스의 품질을 높이고 환자의 개인 부담금을 줄이는데 목표한다.

10 **환자안전법에 대한 설명으로 올바른 것은?**

① 우리나라 최초로 2016년 1월 28일 제정, 2017년 7월 29일 시행되었다..
② 환자라는 용어가 들어간 우리나라 최초의 법이다.
③ 환자 안전과 의무에 대한 인식변화와 총괄적인 관리를 위한 기본법이다.
④ 종합병원 이상 전체, 250병상 이상 병원 가운데 중환자실, 응급실을 운영하는 기관에 대해 환자 안전 전담 인력 배치와 환자안전위원회 설치를 의무화 할 예정이다.

11 **환자안전법 핵심 내용으로 올바르지 않은 것은?**

① 환자 안전을 위한 국가 차원의 종합적이고 체계적인 관리가 가능하도록 했다.
② 환자안전사고 정보의 분석 및 재발방지 방안의 개발, 공유, 학습에 주안점을 두었다.
③ 보도된 환자안전사고 정보에 대해서는 강력히 보호함으로써 자율보고의 실효성을 담보했다.
④ 환자가 환자안전사고 예방활동에 적극적으로 참여할 수 있도록 기반을 마련해 줌으로써 양질의 의료서비스를 제공하여 병원의 가치를 높인다.

12 환자안전법 제정 배경에 대한 내용으로 올바르지 않은 것은?

① 환자안전법은 일명 종현이법 이라고도 한다.
② 환자라는 용어가 들어간 우리나라 최초의 법이다.
③ 의료진의 실수로 빈크리스틴이라는 항암제가 정맥으로 잘못 들어가 사망한 사건이 발생하여 환자 안전법 제정 운동이 시작되었다.
④ 백혈병 어린이의 빈크리스틴 투약오류 사망사건이다.

13 3대 비급여 항목으로 올바르게 묶인 것은?

가. 선택 진료비
나. 상급 병실료
다. 예방접종비
라. 간병비

① 가
② 가, 나
③ 가, 나, 다
④ 가, 나, 라

14 의료질향상분담금 제도의 평가 영역에 관한 내용 중 올바르지 않은 것은?

① 효과성 및 환자 안전성 제고를 위한 '의료 질적 수준 향상'영역
② 의료기관 종별기능 정립 및 환자중심의 의료연계 강화를 위한 '의사소통강화' 영역
③ 우수한 연구성과 촉진 및 의료발전을 위한 '의학연구 개발'영역
④ 역량있는 전문의 양성을 위한 '교육 및 수련'영역

15 의료질향상분담금의 "의료질(환자안전)"영역에 대한 설명으로 올바른 것은?

① 환자 중심성 : 환자 중심의 의료서비스 제공을 통한 환자 경험과 만족도 향상
② 양질의 수련 : 양질의 수련을 통한 역량 있는 전문의 양성
③ 안전한 근무환경 : 전문의의 안전한 근무환경 보장
④ 의료 이용의 형평성(취약계층 접근성 보장) : 질 높은 의료에 대한 의료급여 환자의 형평한 접근 보장

16 한국 2015년 메르스 확산 이유로 올바르지 않은 것은?

① 환기구와 배기구가 없는 부실한 배기 환기 시설의 밀폐된 환경
② 다수의 환자들이 응급실을 방문, 바이러스 노출
③ 병상 간 간격이 좁아 밀접 접촉 유발
④ 병원의 초기 응대 지연 및 치료 지체

17 2015년 의료관련 감염대책 협의체 10개 권고안으로 올바른 것을 모두 고르시오.

가. 병문안 문화 개선
나. 의료진 진료 환경 개선
다. 외래, 병동 감염관리 강화
라. 포괄간호 서비스 확대

① 가, 나
② 나, 라
③ 가, 나, 라
④ 가, 나, 다, 라

18 의료기관의 인증의 목적으로 올바르지 않는 것은?

① 국민이 신뢰할 수 있는 양질의 의료서비스를 제공함이다.
② 의료 서비스의 질 향상을 위해 자발적이고 지속적인 노력을 유도한다.
③ 의료기관이 환자의 편의와 보안을 제공하기 위함이다.
④ 의료의 질과 환자안전에 있어 적정수준을 달성했다는 의미이다.

19 의료기간 인증의 목표에 해당하는 것을 모두 고르시오.

가. 환자 안전
나. 경영능력
다. 의료의 질향상
라. 병원가치와 수익성

① 가
② 가, 다
③ 다, 라
④ 가, 나, 다, 라

20 인증의 성과로 올바르지 않는 것은?

① 규정과 절차에 의한 표준화된 의료 제공
② 부서 간 의사소통 및 통합체계
③ 직원 간 의사소통과 협력체계
④ 일시적 위험확인 및 예방활동

21 의료기간 평가 인증원에 대한 설명으로 올바른 것은?

① 의료법 제 58조(의료기간인증)에 에 근거하여 보건복지부장관이 인증을 위하여 필요하다고 정한 업무를 위탁받아 수행하는 인증전담기관이다.
② 의료기간인증제도와 보건의료 기본법에 관한 업무를 수행하는 기구이다.
③ 2015년 7월 인증 의료기간 2,000개소 돌파하였다.
④ 2015년 7월 국제의료질관리학회(ISQua) 조사위원 교육프로그램 국내 인증을 획득하였다.

22 JCI 인증에 대한 설명으로 올바르지 않은 것은?

① 미국 의료기관의 의료수준을 평가하는 비영리법인인 제이코가 지난 1994년에 세운 국제 기구이다.
② 전 세계 의료기관을 대상으로 엄격한 국제 표준 의료 서비스 심사를 거친 의료기간에게 발급하는 인증제도이다.
③ 환자가 병원에 들어서는 순간부터 퇴원까지 치료의 전 과정을 11개 분야 1,033개 항목에 걸친 세밀한 평가를 받아야 한다.
④ 미국 민간 의료보험사가 병원과 계약 체결의 최우선 요구 조건으로 제시할 만큼 높은 신뢰도를 갖고 있으며 매 5년마다 인증을 갱신한다.

23 **변화된 2주기 인증평가에 대한 설명으로 올바르게 묶인 것은?**

가. 국제적 수준으로 인증 기준 개선
나. 조사결과 판정 객관성 확보
다. 인증 의료기관 위험요소 관리 강화
라. 인증 기준 일원화

① 가, 나
② 가, 다
③ 가, 나, 다
④ 가, 나, 라

24 **인증 기준 중 "기본가치체계" 영역의 조사항목으로 올바르지 않은 것은?**

① 환자 안전을 위해 정확하게 환자를 확인한다.
② 직원의 건강 유지와 안전을 위한 관리활동을 수행한다.
③ 취약환자의 권리와 안전을 보장한다.
④ 화재의 위험으로부터 환자, 직원 및 방문객을 보호할 수 있는 화재안전 관리활동을 수행한다.

25 **인증 조사 항목 구분 "S, P, O"에 대한 설명으로 올바르지 않은 것은?**

① system, progress, outcome의 약자이다.
② S는 구조. 즉, 규정 절차, 체계, 계획의 수립이다.
③ P는 과정. 즉, 개별교육, 숙지, 인지, 수행정도 확인이다.
④ O는 결과(성과). 즉, 성과지표를 성정하고 결과에 따라 관리하는 것이다.

26 **인증조사 방법으로 옳지 않은 것은?**

① 환자의 입장에서 진료 및 치료 경로를 따라 의료진, 환자, 의무기록 검토, 수행과정을 관찰하는 등을 통합하는 역동적인 조사방법이다.
② 개별 환자 추적조사, 시스템 추적조사가 있다.
③ 개별 환자 추적조사는 환자가 병원에 도착한 순간 겪게 되는 접점에 따라 조사위원이 조사하는 방법이다.
④ 시스템 추적조사의 경우 지속적 질향상, 의약품 관리, 인적자원관리, 안전한 시설 및 환경관리, 감염관리, 의료정보/의무기록관리가 포함된다.

27 JCI 인증이 국내 병원 평가와 다른 점을 바르게 설명한 것은?

① JCI에서는 The Joint Commission 의 기준들을 중심으로 5년마다 자체적으로 업그레이드 시키고 있다.
② JCI는 철저하게 고객만족적인 측면을 평가한다.
③ 국내 의료기관 평가는 시설 측면이나 환자들의 만족도를 중심으로 진행되었기 때문에 가장 핵심적인 진료의 수준과 시스템을 평가하는 데도 우수했다.
④ 의료 서비스의 표준을 정립해 나가고 있다.

28 의료 기간 평가의 문제점으로 올바르지 않은 것은?

① 기준 및 평가과정의 타당성 논란
② 평가결과 공개로 인해 의료기관간 선의의 경쟁 발생
③ 전담 조직 및 인력 부재로 인해 전문성, 객관성 미흡
④ 평가제도의 사각지대 존재 (중소병원, 정신병원, 요양병원 등)

29 안전(Safety)에 대한 설명으로 올바르지 않는 것은?

① 안전이란 용어는 '위험'이라는 한 가지 뜻으로 통용된다.
② 안전이란 용어는 여러 가지 뜻으로 통용, 해석되고 있어 한마디로 축약하여 정의하기는 무척 광범위하다.
③ 안전의 사전적 의미는 '위험이 생기거나 사고가 날 염려가 없음, 또 그런 상태'를 의미한다.
④ 사고는 사전적으로 '뜻밖에 일어난 불행한 일, 혹은 사람에게 해를 입혔거나 말썽을 일으킨 나쁜 짓'을 의미한다.

30 안전에 관련된 용어로 올바른 것을 모두 고르시오.

가. 환자 안전　　나. 적신호 사건
다. 의료 오류　　라. 접근 오류

① 가, 나　　② 가, 나, 다
③ 가, 나, 라　　④ 가, 나, 다, 라

31 **안전에 관련된 용어와 설명이 올바르지 않은 것은?**

① 의료과오 - 현재의 표준진료에 충실하지 못하여 환자에게 손상을 유발하는 과실
② 환자안전 - 의료와 관련된 불필요한 위해의 위험의 허용을 최소한으로 낮추는 것
③ 접근오류 - 오류가 있었음에도 불구하고 환자에게 위해를 끼치지 않은 사건
④ 적신호 사건 - 사망 혹은 심각한 신체적이나 정신적 손상을 동반하거나 그러한 위험을 동반한 기대하지 않은 사건

32 **하인리히(Heinrich's Law)에 대한 설명으로 올바르지 않은 것은?**

① 어떤 상황이든 간에 큰 재해는 항상 사소한 것들을 방치할 때 발생함
② 대형사고 '사망 또는 중상' 한 건이 발생하기 이전에 이와 관련한 소형 사고가 30회 발생한다.
③ 소형사고 '경상(인적, 물적, 손실 수반)'이 발생하기 전에는 사소한 징후들이 300회 나타난다는 통계적 법칙이다.
④ 사소한 징후란 '무상해 사고(고장포함)'을 의미한다.

33 **안전에 대한 설명으로 올바르지 않은 것은?**

① 안전의 사전적 의미는 '위험이 생기거나 사고가 날 염려가 없음, 또 그런 상태'를 의미한다.
② 안전에 관련된 용어로는 '환자안전, 의료오류, 의료과오' 등이 있다.
③ 안전사고를 예상하는 통계적 법칙을 '하인리히(Heinrich's Law)'라고 한다.
④ 의료소송 건수는 2012년을 기준으로 매년 증가하고 있는 추세이다.

34 **재해의 기본 원인 4M에 대한 내용으로 올바른 것을 모두 고르시오.**

가. 인간 (Man)	나. 장비 (Machine)
다. 정보, 환경 (Media)	라. 조직관리 (Management)

① 가, 나, 다, 라
② 가, 나, 다
③ 가, 나
④ 가, 다

35 재해의 기본 원인 4M에 대한 설명으로 올바르지 않은 것은?

① 오늘날 재해분석의 방법에서 가장 효과적인 것으로 미 공군에서 개발하였다.
② 재해라는 최종 결과로 중대한 관계를 가잔 사항의 전부를 조사하고 분석한다.
③ 인간의 행동 부주의로 인해 발생되는 재해의 기본 원인을 말한다.
④ 재해발생의 연쇄관계를 명확히 하고, 그 결과를 검토하는 키워드로 4M을 규정하였다.

36 불안전 행동이 일어나는 이유로 올바른 것을 모두 고르시오.

가. 지식의 부족
나. 작업에의 부적응
다. 심적 갈등
라. 의욕의 과다

① 가, 나
② 가, 나, 다
③ 나, 다, 라
④ 가, 나, 라

37 인간특성으로서의 실수에 대한 내용으로 올바르지 않은 것은?

① 주의 : 행동의 목적에 의식 수준이 집중하는 심리상태
② 부주의 : 목적수행을 위한 행동 전개과정에서 목적으로부터 이탈하는 정신적 변화의 현상
③ 주의력의 특장 : 주의력의 중복집중 곤란, 주의력의 단속성, 주의력의 방향성
④ 사고경행 : 피로시의 긴장수준, 이완시의 긴장수준, 24시간 생리적 리듬의 골짜기에서 긴장 수준, 졸음 때의 긴장수준, 의식 상실 때의 긴장수준

38 재해의 기본원인 4M 중 인간(Man) 대한 원인으로 올바른 것을 모두 고르시오.

가. 심리적 원인
나. 물질적 원인
다. 생리적 원인
라. 직장적원인

① 가, 라
② 가, 나, 라
③ 가, 다, 라
④ 가, 나, 다, 라

39 재해의 기본 원인 중 인간의 직장적 원인에 대한 설명으로 옳지 않은 것은?

① 근무시간의 지나친 초과로 인한 피로
② 몸이 편하지 않은 상태에서 근무하는 경우
③ 시끄러운 소리, 바쁜 병동, 시간적 압박으로 인한 주의 산만, 부주의
④ 작업 공간의 불편

40 재해의 기본원인 4M 중 장비(Machine)에 대한 원인으로 올바르지 않은 것은?

① 기계, 설비의 설계상의 결함
② 부하에 대한 지도, 감독 부족
③ 본질 안전화의 부족
④ 표준화의 부족

41 재해의 기본원인 4M 중 정보, 환경(Media)에 대한 원인으로 올바르지 않은 것은?

① 건강관리의 불량
② 작업자세, 작업 동작의 결함
③ 작업환경조건의 불량
④ 작업 정보의 부적절

42 재해의 기본원인 4M 중 조직관리(Management)에 대한 원인으로 올바르지 않은 것은?

① 관리조직의 결함
② 안전관리계획의 불량
③ 적성배치의 불충분
④ 술이나 약물 복용

43 재해의 발생원인 중 작업환경 조건의 불량으로 예상되는 경우가 아닌 것은?

① 간호사의 수적인 부족
② 모양이나 발음이 비슷한 약품
③ 정서적 분노와 불안
④ 안전하지 않은 근무 환경

44 의료 질(Quality)의 정의로 올바르지 않은 것은?

① 양질의 의료란 진료의 모든 과정에서 예상되는 이익과 손해의 균형을 맞춘 상태에서 환자의 복지를 가장 높은 수준으로 높일 수 있는 것으로 예상되는 의료이다.
② 의료의 질이란 위험을 피하고 해를 최소화하여 의료적 이득을 최상으로 성취하는 것이다.
③ 서비스의 품질이 양질의 의료와 의료의 질을 결정한다.
④ 양질의 의료에 대해 Donabedian이 1989년에 의료의 질에 대해 Joint Commission이 1990년에 정의하였다.

45 질(Quality) 관리의 원칙과 전략으로 올바르지 않는 것은?

① 고객 중심
② 지속적으로 질향상
③ 예방에 초점
④ 결과 지향적

46 IOM의 의료사고 예방을 위한 정책에 관한 내용으로 올바르지 않은 것은?

① 의료사고 담당기구 설치
② 의료기관 신임에 의한 의료사고 평가
③ 의료기간내의 품질관리기구 설치
④ 의료의 질향상 활성화

47 질향상 활동방법에 관한 설명으로 올바르지 않는 것은?

① QI (Quality Improvement)라고 한다.
② 질(Quality) 관리 과정은 질(Quality) 문제를 평가하고, 파악된 문제를 개선하는 두부분으로 이루어진다.
③ 파악된 문제는 현재의 사용가능한 자원을 가지고 가장 적절하게 얻을 수 있는 결과와 실제로 얻게 된 결과 간의 차이를 말한다.
④ 질(Quality) 관리의 목표는 이러한 격차를 확대하는 것이다.

48 **PDCA에 대한 설명으로 올바르지 않은 것은?**

① 현재 문제점으로 거론된 부분의 품질개선을 위한 과정의 모델이다.
② 1930년대 통계학자인 월터 슈하트(Walter A. Shewart)에 의해 처음 소개되었다.
③ 데밍(Deming)이 품질관리 모델로 대중화 시켰다.
④ 2차 세계대전 이후 1950년에 데밍(Deming)이 일본에 품질 관리의 체계적 접근 방법으로 소개하면서 '데밍사이클', 'PDCA사이클'로 통한다.

49 **PDCA의 뜻으로 올바른 것을 고르시오.**

① Plan – Do – Change – Act
② Plan – Decide – Check – Accept
③ Plan – Do – Check – Act
④ Plan – Decide – Change – Accept

50 **PDCA가 의미하는 바의 설명으로 올바르지 않은 것은?**

① P : 질 개선 활동 계획, 자료 시집 계획
② D : 질 개선 활동, 자료수집, 개선 효과 분석
③ C : 질 개선 자료 수용, 분석결과만 수정
④ A: 개선 활동의 개선방안 모색

51 **정확한 환자확인에 대한 규정에 관련된 내용으로 올바르지 않은 것은?**

① 확인과정의 환자 참여 : 폐쇄형 질문
② 최소한 두 가지 이상의 지표 사용 : 환자이름, 생년월일, 등록정보 등
③ 환자의 병실호수나 위치를 알리는 지표는 환자확인 지표로 사용 불가
④ 모든 상황과 장소에서 일괄된 환자확인 방법 적용

52 환자 확인이 필요한 시점으로 올바른 것을 모두 고르시오.

가. 의약품 투여 전
나. 혈액제제 투여 전
다. 검사 시행 전
라. 진료, 처치 및 시술 전

① 가, 나, 다
② 가, 다, 라
③ 나, 다, 라
④ 가, 나, 다, 라

53 응급의료센터 신원 미상 환자의 환자 확인 방법으로 올바르지 않은 것은?

① 신원 미상의 경우 이송자와 함께 환자가 소지한 물품을 확인하는 1차 점검을 실시한다.
② 2차 점검으로 확인된 소지품이나 핸드폰으로 가족과 연락을 취한다.
③ 의료기간을 통하여 내원한 경우에는 후송되어 온 기관에 확인한다.
④ 신분이 확인되기 전에는 미상남 A, 미상녀 A로 표시하여 환자 확인을 한다.

54 다음의 내용 중 "환자 안전" 범주에 속한 조사 기준이 아닌 것은?

① 의료진은 안전사고 예방을 위해 정확하게 의사소통을 한다.
② 수술, 시술 전 환자 안전을 위해 정확하게 확인한다.
③ 환자, 직원 및 방문객을 보호할 수 있는 화재안전 관리활동을 수행한다.
④ 의료관련 감염을 예방하기 위해 손 위생을 철저히 수행한다.

55 구두처방 절차에 포함된 내용으로 올바르지 않은 것은?

① 정확한 치료 절차 확인
② 받아 적기
③ 되읽어 확인하기
④ 처방한 지시자가 정보의 정확성 확인하기

56 **구두 또는 전화 처방이 가능한 경우로 올바른 것을 모두 고르시오.**

가. 응급 상황 시
나. 수술 중
다. 전산장애 발생 시
라. 보호자가 동의한 경우

① 가
② 가, 다
③ 가, 나, 다
④ 가, 나, 라

57 **구두 또는 전화 처방의 불가항목으로 올바른 것을 모두 고르시오.**

가. 마약
나. 혈액제제
다. 고농축 전해질(Nacl, KCL)
라. 항암제

① 가
② 가, 라
③ 가, 나, 라
④ 가, 나, 다, 라

58 **필요시 처방(prn)에 관한 설명으로 올바르지 않은 것은?**

① prn은 pro re nate의 약자로 '필요시마다'라는 뜻이다.
② prn처방은 정규 처방 이외에 임상적 적용 사유가 발생할 경우 추가적으로 시행 하도록 하는 예비 처방이다.
③ 필요시 처방에는 모든 약물이 적용된다.
④ prn처방 신청은 의사가 약제과에 신청하고 약사위원회에서 검토, 승인 후 사용 가능하다.

59 **수술/시술의 정확한 수행을 위한 조사항목으로 올바르지 않은 것은?**

① 정확한 환자확인, 정확한 수술/시술명, 수술/시술부위 확인을 위한 규정이 있다.
② 수술/시술 부위 표시에 의사가 참여한다.
③ 수술/시술 부위를 표시한다.
④ 수술/시술 전 확인을 수행한다.

60 수술/시술 시작 직전 확인 과정에 대한 내용으로 올바르지 않은 것은?

① 환자, 수술부위, 수술명 등에 대해 구두로 확인하는 과정을 시행한다.
② 수술 팀원들과 함께 확인한다.
③ 환자를 참여시킨다.
④ 가능하면 수술이 끝난 후 환자가 의식을 회복하면 시행한다.

61 수술/시술 전 환자 안전을 위해 정확한 확인과 조사를 하는 목적으로 올바르지 않은 것은?

① 팀원 간의 비효과적인 의사소통 예방
② 환자 참여 부족 등으로 발생할 수 있는 잘못된 수술 예방
③ 수술/시술 날짜와 시간의 오류 예방
④ 다른 환자에게 수술/시술을 예방

62 낙상 예방활동의 조사 항목으로 올바르지 않은 것은?

① 낙상 위험 평가도구를 이용하여 초기 환자평가를 수행한다.
② 낙상 예방활동의 성과를 조사 1개월 전에 실시한다.
③ 낙상 발생 가능한 장소 또는 부서에서, 낙상 예방 활동을 수행한다.
④ 낙상 예방활동의 성과를 관련 직원과 공유한다.

63 낙상 고위험환자의 낙상예방활동에 대한 내용으로 올바르지 않은 것은?

① 수면 전 화장실에 다녀오기
② 낙상 위험환자에 대한 직원 간 정보 공유
③ 환자에게만 낙상예방법 철저하게 숙지시킴
④ 미끄러운 바닥, 보행기구, 휠체어 관리 철저

64 낙상 예방법에 대한 교육내용으로 올바르지 않은 것은?

① 침대에서 누워 있다가 내려올 때는 보호자의 도움을 받아 서서히 움직이도록 한다.
② 보호자가 자리를 비우거나 보호자가 바뀌는 경우 직원에게 알린다.
③ 밤에 화장실 갈 때 반드시 보호자와 동행하도록 한다.
④ 낙상이 발생한 경우 곧바로 보호자가 조치를 취한다.

65 응급실 낙상 고위험 환자의 분류 기준으로 올바르지 않은 것은?

① 의식이 명료하지 않고 불안정한 환자
② 보호자가 없는 환자
③ 낙상 경험이 있는 환자
④ 상해나 질병으로 걸을 수 없거나 경련 및 발작을 일으키는 환자

66 손 위생 수행의 조사 목적으로 올바른 것은?

① 미생물의 주된 전파 원인이 되는 손을 통한 의료관련 감염을 예방
② 올바른 손 세척 방법으로 2차 감염 예방
③ 환자 치료 전 깔끔한 이미지 연출
④ 눈에 보이는 오염을 제거

67 손 위생에 관한 내용 중 손을 씻는 시점으로 적절한 것을 모두 고르시오.

가. 환자 접촉 전, 후
나. 혈액 및 체액 노출 위험 행위 후
다. 청결, 무균 처치 전
라. 환자의 주변 환경 접촉 후

① 가, 나
② 가, 나, 다
③ 가, 다, 라
④ 가, 나, 다, 라

68 손 위생에 대한 내용으로 올바르지 않은 것은?

① 손이 육안으로 보이게 더러워졌을 때 반드시 물 또는 항균제가 포함된 비누와 물로 씻어야 한다.
② 환자의 건강한 피부와 접촉한 후에는 손의 오염을 제거한다.
③ 환자의 건강한 피부와 접촉 후 육안으로 오염이 보이지 않으면 씻지 않아도 된다.
④ 만약 눈에 띄는 오염이 보이지 않는 경우는 알코올이 함유된 제품을 이용하여 손을 마찰시킨다.

69 직원안전 관리활동의 조사 목적으로 올바르지 않은 것은?

① 직원의 건강유지와 업무와 관련된 직원의 안전사고를 최소화하기 위함이다.
② 의료기관은 직원 건강관리에 대한 요구도 파악한다.
③ 직원 건강유지 및 감염성 질환 전파 감소를 위한 활동을 수행한다.
④ 신규 직원에 한해 건강검진을 실시하여 질병의 유입을 막는다.

70 직원 건강 유지 및 안전 관리 활동 계획으로 올바르지 않은 것은?

① 직원 건강검진 : 신규 직원
② 직원의 예방접종
③ 직원의 건강증진 프로그램 운영
④ 유해 물질 및 유해환경 관리 : 작업환경 관리 측정

71 주사침 등 날카로운 기구 찔림 사고 예방 활동으로 올바르지 않은 것은?

① 사용한 주사바늘, 수술 칼, 날카로운 기구 등은 손상성 폐기물 전용 용기에 폐기
② 주사바늘 사용한 후 꼭 뚜껑을 다시 씌워 폐기
③ 손으로 바늘을 구부리거나 자르지 않음
④ 손상성 폐기물 전용용기는 뚜껑을 완전히 밀폐하여 처리

72 화재 안전관리를 위한 규정 내용으로 올바르지 않은 것은?

① 화재 예방 점검
② 화재 발생 시 대응 체계
③ 환자, 보호자 소방안전 교육 및 훈련
④ 화재 안전관리 계획 수립

73 소방 훈련과 안전에 대한 내용으로 올바르지 않은 것은?

① 소방훈련은 최소 분기별 1회 실시한다.
② 훈련내용으로는 소화, 화재통보, 피난 등의 요령에 관한 사항이다.
③ 환자 유형별 대피 계획 및 환자후송을 교육한다.
④ 산소 등 의료가스의 안전한 보관 및 취급방법을 교육한다.

74 소방시설의 종류로 올바른 것을 모두 고르시오.

가. 소화기, 옥내 소화전	나. 스크링클러 설비
다. 엘리베이터, 비상계단	라. 유도등 및 유도표시

① 가, 나　　② 가, 나, 다
③ 가, 나, 라　　④ 가, 나, 다, 라

75 화재 발생 시 행동 방법으로 올바르지 않은 것은?

① 연기 속을 통과할 때에는 수건 등을 물에 적셔서 입과 코를 막고 숨을 짧게 쉬며 낮은 자세로 엎드려 신속하게 대피한다.
② 피난시설 및 피난기구 없이 아래층으로 대피할 때는 커튼 등으로 줄 만들어 타고 내려갈 수도 있다.
③ 아래층으로 대피가 불가능할 때는 옥상으로 대피하여 구조를 기다려야 하며 반드시 바람을 등지고 구조를 기다려야 한다.
④ 화염을 통과하여 대피할 때에는 몸을 낮추지 않고 무조건 빨리 움직인다.

76 의료사고의 개념으로 올바르지 않은 것은?

① 의료기관에서 환자의 진단, 검사 치료 등의 과정에서 발생하고 있는 환자의 신체적 손상 또는 죽음에 이르게 하는 사고로 정의한다.
② 의료사고는 의료인 측의 과실 뿐만 아니라 환자가 과거병력이나 증상, 병력과 같이 진료의 판단에 필요한 사항의 보고를 소홀히 하는 것도 요인이 될 수 있다.
③ 의료진의 정확한 환자 확인 미숙이 가장 큰 원인이다.
④ 약제의 복용에 있어서 의사의 지시를 준수하지 않는 등 환자 측의 과실도 의료사고를 방생시키는 한 요인이 된다.

77 의료사고의 성립 요건에 대한 설명으로 올바르지 않는 것은?

① 의료에 관계되는 장소에서 일어나 사고여야만 한다.
② 의료진의 진료행위가 시작된 후에 발생한 사고여야 한다.
③ 응급구조차 안에서 발생한 사고도 의료사고에 해당된다.
④ 전신사고(全身事故)에만 해당된다.

78 의료과오에 대한 설명으로 올바르지 않은 것은?

① 의료과오는 의료사고의 범주 안에 속한다.
② 의료행위에 필요한 주의의무를 다하지 못하여 발생한 의료사고만을 가리켜 말한다.
③ 업무상 필요로 하는 주의의무를 게을리 하여 환자에게 적절치 못한 결과를 초래한 것이다.
④ 장비고장도 의료과오의 범주에 속한다.

79 의료과오의 범주에 속하는 항목을 모두 고르시오.

가. 투약오류, 수술오류	나. 진단 부정확, 경험부족
다. 감염, 소독	라. 시스템오류, 장비고장

① 가, 나 ② 나, 다
③ 가, 라 ④ 나, 다, 라

80 **아래의 내용이 설명하고 있는 것이 무엇인지 고르시오.**

> 의료행위로 인하여 예기치 않은 불상사가 야기된 경우에 생기는 의사측과 환자측의 다툼

① 의료 과오
② 의료 분쟁
③ 의료 사고
④ 의료 과실

81 **의료과실에 대한 설명으로 올바르지 않은 것은?**

① 의료행위상 잘못에 대하여 법적으로 비난할 수 있는 일에 대해 사법상 이 사실을 인식할 수 있었음에도 불구하고 부주의로 인식하지 못한 것을 의미한다.
② 환자의 신체의 손상이나 죽음에 이르게 하는 경우를 말한다.
③ 의료과오가 있었다는 것이 객관적으로 입증 되었을 때 적용이 되는 용어이다.
④ 의료과오에서 과실이 있었던 것이 객관적으로 인정이 되면, 의료인에게는 민 · 형사 및 행정적 책임이 부과될 수 있다.

82 **환자안전 보고체계 운영을 위한 계획을 수립하고 관리하는 목적으로 적절한 것은?**

① 환자가 병원에 도착해서 퇴원할 때까지 환자가 겪게 되는 경로를 파악하기 위해
② 잘못된 부위 시술 및 수술, 투약 오류, 낙상 등의 환자 안전 관련 사건을 예방하기 위해
③ 질병의 치료와 건강 유지 및 증진을 위해
④ 위험을 피하고 해를 최소화하여 의료적 이득을 최상으로 성취하기 위해

83 **자안전 보고체계 운영의 조사 항목으로 올바르지 않은 것은?**

① 적신호사건을 관리한다.
② 근접오류를 관리한다.
③ 위해사건을 관리한다.
④ 의료과오를 관리한다.

84 **환자안전 보고체계 운영을 위해 포함되어야 할 내용으로 적합하지 않은 것은?**

① 보고대상 정의
② 대상에 따른 보고절차 : 보고자, 시기, 방법
③ 보고대상에 따른 분석 및 보고 : 적신호사건, 근접오류, 의료분쟁
④ 보고결과의 공유

85 **적신호사건 발생 시 따라야 할 절차에 대한 설명으로 옳지 않은 것은?**

① 보고대상 정의
② 발생 시 정해진 기간 내 보고
③ 정해진 기간 내 근본원인 분석
④ 분석결과에 따른 개선활동 수행

86 **인적오류(Human Error)에의 접근법에 대한 설명으로 올바르지 않은 것은?**

① 인적 오류에의 접근법은 개인적 접근, 시스템적 접근으로 나뉜다.
② 의료사고가 발생된 경우 환자에게 의료를 직접 제공한 개인에게 책임을 묻고 그에 따라 처벌하고 비난하는 것을 개인적 접근이라고 한다.
③ 인간은 실수한다는 것을 인정하고 오류를 예측하고 오류로 인해 위해가 발생하기 전에 이를 포착, 예방하는 시스템 구축이 중요하다.
④ 시스템적 접근에서 모든 구멍들이 일렬로 정렬되었을 때 시스템 결함이 나타나며, 환자에게 해를 입히게 되는 것을 스위스 홀(hole) 모델이라고 한다.

87 **낙상 사고에 대한 시스템적 접근에 대한 설명으로 올바르지 않은 것은?**

① 간호사 콜벨을 정기적으로 점검한다.
② 입원 환자가 활동하기 편한 낮은 굽의 슬리퍼를 착용하도록 한다.
③ 침대는 낮은 침대로 교체한다.
④ 야간에는 침상이나 병실입구에 조명을 사용하여 어둡지 않게 한다.

88 **안전 보고 대상으로 적합한 것은?**

① 의료진의 계획된 진료를 의도대로 성취하지 못한 모든 사례
② 현재의 표준 진료에 충실하지 못하여 환자에게 손상을 유발하는 모든 사례
③ 의료기간에서 감염예방 활동에 필요한 구비 기준을 마련한 모든 사례
④ 예기치 못하게 발생하여 환자의 안전을 위협할 수 있는 바람직하지 않은 모든 사례

89 **환자안전사고 분석 방법 중 근본원인분석에 대한 설명으로 올바르지 않은 것은?**

① 적신호 사건이 발생하였거나 발생할 가능성을 포함하여 성과에 변이를 일으킨 기본적인 또는 인과적인 요인을 찾는 과정이다.
② 근본원인분석을 Root Cause Analysis라고 말하며 총 12단계에 기준하여 분석한다.
③ 후향적 접근방법이다.
④ 의료기관에서는 모든 적신호사건에 대해 사건 발생일로부터 4일 이내에 근본원인분석을 시행한다.

90 **안전사고 분석 방법 중 고장유형 영향분석에 대한 설명으로 올바르지 않은 것은?**

① 제품에 있어서 예상가능한 모든 고장의 형태가 고객에게 어떤 영향을 미칠 수 있다.
② 이러한 고장의 원인이 어디에 있는지 조사, 평가하고, 해석하여 영향이 큰 고장 모드에 대해서는 적절한 대책을 세워 고장을 미연에 방지하는 기법이다.
③ 사건 · 사고가 발생하기 이전에 진료 과정상의 위험 요소를 발견하여 그에 대한 개선 방법을 찾는데 활용한다.
④ 근본원인분석(Root Cause Analysis)과는 함께 활용하지 않는 것이 원칙이며, FMEA 단계를 따라 진행한다.

91 **FMEA단계에 대한 설명으로 올바르지 않은 것은?**

① 총 7단계로 마지막 단계는 실행 및 모니터링이다.
② 고장유형 영향 분석 (Failure Mode and Effects Analysis)이다.
③ 1단계는 고위험 프로세스 선정 및 팀 구성이다.
④ 마지막 단계의 직전단계에서 새로운 프로세스의 분석과 검토가 이루어진다.

92 환자안전 관리 활동으로 올바르지 않은 것은?

① 환자안전의 부정적인 영향을 미친 사건 및 사고에 대한 관리체계 구축
② 환자안전 교육
③ 환자안전의 날 행사
④ 환자안전관리 문화 조성 포스터만 부착

93 환자안전관리 체계의 주요요소로 올바르지 않은 것은?

① 환자안전 문화
② 리더십
③ 환자안전 프로그램의 목표 및 계획
④ 의료기간평가인증원(KOIHA) 통계를 통한 교육의 중요성

94 환자안전문화에 대한 설명으로 올바르지 않은 것은?

① 조직문화란 조직 구성원 모두가 공유하는 가치와 신념, 규범과 전통, 관습, 정책과 운영 등을 포괄하는 종합적인 것이다.
② 조직의 문화는 조직이 어떤 가치를 추구하느냐에 따라 조직의 성격과 앞날이 달라진다.
③ 환자안전 증진을 위한 조직문화 형성을 위해서는 팔로우십의 역할이 무엇보다 중요하다.
④ 질책과 훈련의 전통, 수치심을 유발하는 비난의 문화가 환자안전문화 형성을 저해하는 가장 큰 요인이다.

95 환자안전 프로그램의 목표 및 계획에 관한 내용으로 올바르지 않은 것은?

① 신기술의 도입과 발 빠른 변화에 적응하는 병원 문화가 필요하다.
② 효과적인 환자안전 체계 구축의 방해물로는 환자안전에 대한 인식부족, 환자안전 하부구조의 부족 등이 있다.
③ 부서 차원의 환자안전체계와 조직자원의 환자안전체계가 유기적으로 통합되어야 한다.
④ 병원의 고유문화와 환자안전데이터에 근거한 명확한 환자안전 목표를 설정해야 한다.

96 **안전의 정의로 올바르지 않은 것은?**

① 의료제공 과정에서 오류의 예방 및 오류로 인하여 환자에게 발생하는 손상의 제거 또는 완화를 의미한다.
② 의료와 관련된 불필요한 위해의 위험을 허용되는 최소한으로 낮추는 것을 말한다.
③ 작위 혹은 무작위에 의한 오류로 인한 위해의 예방을 말한다.
④ 환자안전 목표를 중심으로 조직 문화를 형성하는 것을 말한다.

97 **내용에 대한 설명으로 올바르지 않은 것은?**

① 환자 : 병들거나 다쳐서 치료를 받아야 할 사람
② 안전 : 인체에 유해한 조건들을 최소화 하거나 제거하려는 여러 가지 활동
③ 문화 : 조직의 구조 및 제어시스템과 상호작용하는 공유가치 및 신념
④ 환자안전문화 : 환자안전의 날 행사를 통한 직원 개인의 의식을 강화하는 행동

98 **안전 인식도 조사를 위한 설문 항목으로 올바르지 않은 것은?**

① 부서 내 환자안전문화에 대한 인식
② 병원 환자문화에 대한 인식
③ 의료사고와 의료과오에 대한 인식
④ 환자 안전사고 보고체계에 대한 인식

99 **환자문화 조성에 관한 설명으로 올바르지 않은 것은?**

① 문화는 사회적으로 영향을 받고 조직 내 구성원들 간 관계의 산물을 말한다.
② 안전문화를 강화하기 위해서는 안전사고가 발생한 이후 조치가 중요하다.
③ 비난과 문책, 두렵게 만들기, 보고 누락, 사건발생이 환자안전사고의 악순환이다.
④ '누가 했는가?' 보다 '무엇이 잘못되었는가?, 왜 일어났는가?'가 중요하다.

100 안전문화 사례로 적합하지 않은 것은?

① 익명성, 절차 간소화, 전산프로그램 운영 등의 안전사고보고시스템 운영
② '환자안전지킴이', 'PS(Patient Safety)', 'PSM(Patient Safety Management)' 등 부서 내 환자안전 담당자 배치
③ 환자안전사고 발생 후 적절한 조치를 취한 직원 포상을 꼭 시행한다.
④ 환자안전 관리활동과 환자안전라운딩

[주관식]

01 환자안전문화를 정착하기 위한 방안을 2가지 이상 서술하시오.

02 개인의 감염관리와 공중위생 감염관리를 위한 중요한 실천사항은 무엇일까요?

정답표

문항	정답	문항	정답	문항	정답	문항	정답
01	②	26	③	51	①	76	③
02	④	27	④	52	④	77	④
03	④	28	②	53	②	78	①
04	③	29	①	54	③	79	③
05	④	30	③	55	①	80	②
06	③	31	③	56	③	81	②
07	①	32	②	57	④	82	②
08	②	33	④	58	③	83	④
09	④	34	①	59	②	84	③
10	②	35	③	60	④	85	①
11	④	36	②	61	③	86	④
12	③	37	②	62	②	87	②
13	④	38	③	63	③	88	④
14	②	39	④	64	④	89	②
15	①	40	②	65	②	90	④
16	④	41	①	66	①	91	①
17	③	42	④	67	④	92	④
18	③	43	③	68	③	93	④
19	②	44	③	69	④	94	③
20	④	45	④	70	①	95	①
21	①	46	③	71	②	96	④
22	④	47	④	72	③	97	④
23	④	48	①	73	①	98	③
24	③	49	③	74	③	99	②
25	①	50	③	75	④	100	③

참고 문헌

- 국립재난안전 연구원(2016). 시민참여 안전맵핑 기술 개발.
- 건강보험심사평가원 QI 뉴스레터.
- 김민주(2011). 시장의 흐름이 보이는 경제법칙101. 위즈덤하우스.
- 가와노 류타오(2014). 환자안전 RCA분석 Im SAFER. 한언.
- 김은경, 강민아, 김희정(2007). 환자안전 문화에 대한 의료 종사자의 인식과 경험. 간호행정학회지 제 13권 제 3호.
- 김은경 외(2011). 환자안전의 이해. 현문사.
- 김효선 외(2011). 사례중심의 환자안전 안내서. 포널스.
- 김화순 외(2019). 기본간호학실습. 현문사.
- 법제처 국가법령정보센터. www.law.go.kr
- 배성윤(2013). 보건산업 진흥전략 서울대학교 보건대학원 보건의료정책 최고위과정 강연자료.
- 서문경애(2018). 간호관리학. 현문사.
- 서울대학교 산학협력단(2015). 환자중심성 평가모형 개발 연구 개발.
- 소방청(2019). 국가화재안전기준 해설서.
- 안상윤(2011). 의료소비자 행동의 이해 p204~227. 보문각.
- 오혜경 외 1명 역(2010) .기본간호학 세트 Barbara L. Yoost, Lynne R. Crawford 저. 현문사.
- 이명선(2001). 안전보건학. 계축문화사.
- 이후연(2014). 환자안전문화 측정과 활용. 한국의료질향상학회 후기학술대회.
- 장금성 외(2015). 간호윤리학과 전문직 3판. 현문사.
- 장성옥(2018). 기본간호학실습 지침서. 군자출판사.
- 정연이(2009). 의료기관의 환자안전관리 사례. 한국의료QA 학회지.
- 정명순(2020). 간호학개론. 현문사.
- 조성숙, 강문희(2013). 신규간호사의 환자안전문화에 대한 인식과 안전간호활동. 한국직업건강간호학회지 제22권 제1호 p15~23.
- 제25회 국민안전 119 소방정책 컨퍼런스(2013). 소방활동 안전사고 예방대책에 관한 연구.
- 최희정 외(2019). 지역사회간호학2. 현문사.
- 한국 QI 간호사회(2015). 질향상과 환자안전 전담자 교육자료.
- 한국 QI 간호사회(2011). QI실무자에게 배우는 질향상활동지침서.
- 한국의료분쟁중재원(2015). 의료분쟁 상담사례집.
- 한국환자단체 연합회. http://www.koreapatient.com
- 황정해(2015). 질향상기본개념. 한국의료질향상학회 가을회원 연수교육 자료.
- 환자안전보고학습시스템. https://www.kops.or.kr/portal/main.do
- 행정안전부(2016). 감염병 대처 교육 기준서.
- 행정안전부(2019). 안전문화 우수사례집.

국민의 보건안전과 감염 예방 관리를 위한

환자안전 예방 지도사 전문가 되기

발 행 | 2020년 10월 10일
대표저자 | 노은아 현)국제보건교육실천협회 & 국제보건복지사회교육원(주) 대표
편집위원 | 박선일 · 박양희 · 문지선 · 황용준
발 행 인 | 양봉길
발 행 처 | 다온출판사
세종특별자치시 달빛1로 158. 아름동
TEL. 031-658-6230 FAX. 031-658-6231
www.daonbooks.co.kr

ISBN 979-11-6256-172-0

정가 20,000원